Estrategias personales del control del estrés, burnout y riesgos psicosociales

CTRR0010 Competencias Transversales

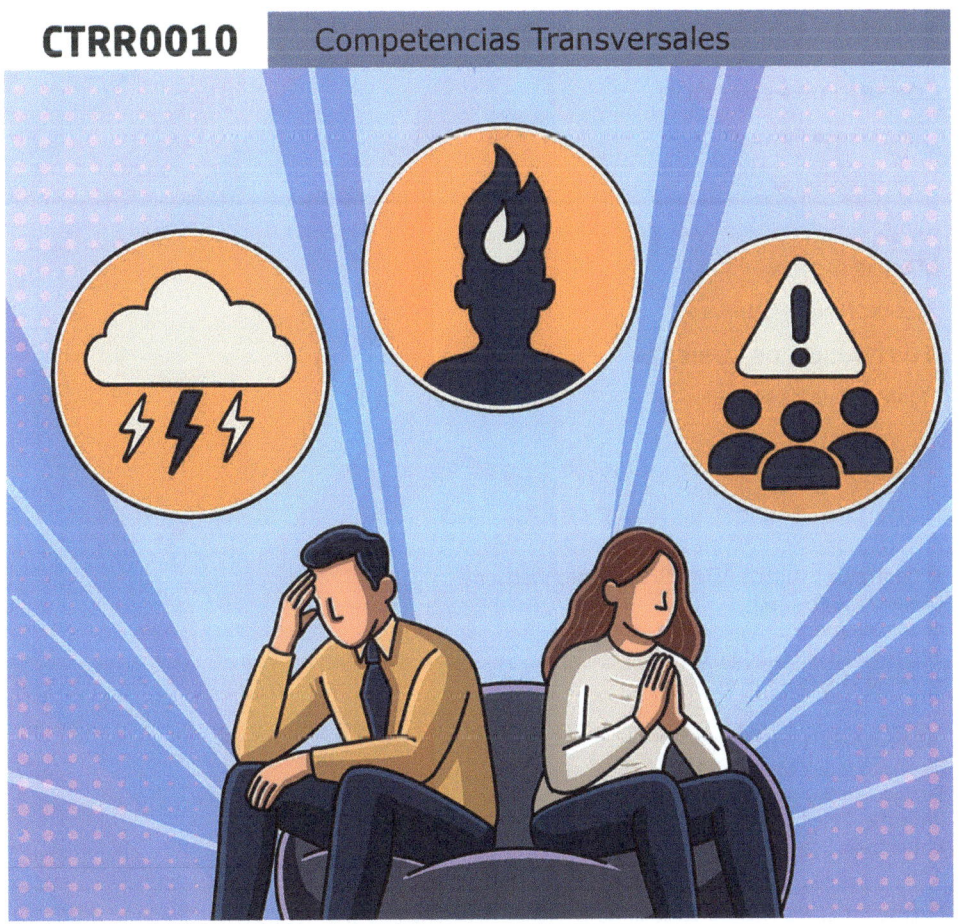

EF/CTRR0010/SEP/25

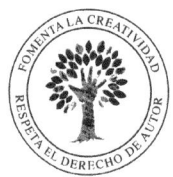

Anagrama «LUCHA CONTRA LA PIRATERÍA», propiedad de Unión Internacional de Escritores.

Consejo de redacción

Sara Monge Pascual

Iván Ríos Gómez

Maquetación

Beatriz Mateos Caballero

Ilustración de cubierta

Ignacio Velasco Marugán

© Centro de Estudios ADAMS. Ediciones Valbuena
C/ Narciso Serra, 14
28007 Madrid
adamsediciones@adams.es
www.adams.es

ISBN: 978-84-1077-465-0
Depósito legal: M-13502-2025
Editado en septiembre de 2025
Imprime: Ediciones Valbuena, S.A.
Impreso en España. Printed in Spain

PRESENTACIÓN

Comprometidos por ofrecer una propuesta formativa ajustada a las necesidades de la sociedad y del mercado de trabajo, Ediciones Valbuena presenta este manual para la Especialidad formativa de **Estrategias personales del control del estrés, burnout y riesgos psicosociales**, perteneciente a la categoría de **Competencias Transversales**.

Esta **Especialidad formativa**, con una duración asociada de 20 horas, se integra en el Catálogo de especialidades con el código CTRR0010.

En la elaboración de los contenidos hemos pretendido garantizar la **adquisición, mejora y actualización de las competencias profesionales** requeridas en el mercado laboral, así como fomentar el **aprendizaje**.

En nuestra página web **www.edicionesvalbuena.es** estarás al día de todo en cuanto a información sobre cursos, productos y servicios se refiere, además tendrás la opción de dirigirnos cualquier consulta o sugerencia.

Esperando haber cumplido el objetivo propuesto, te expresamos nuestros mejores deseos de éxito.

Ediciones Valbuena

ÍNDICE

ICONOS DE INFORMACIÓN

Definición

Recuerda

Ejemplo

Importante

Nota

Resumen

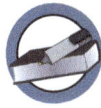

Más información

Vocabulario

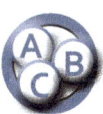

Lectura recomendada

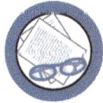

Actividad

Audios

UNIDAD DIDÁCTICA **1**

*Introducción al estrés
y la ansiedad. Identificación
de alertas del estrés*

Contenido & Objetivos

Presentación al curso

Introducción

1. Conceptos básicos sobre estrés

2. Conceptos básicos de la ansiedad

3. Diferenciación estrés-ansiedad

4. Incidencia en el entorno laboral

5. Aspectos fisiológicos del estrés

6. Identificación de Alertas del estrés

Los **objetivos** de esta unidad son:

1. Aprender a qué hace referencia el término estrés y por qué se produce.

2. Conocer las bases que provocan la ansiedad.

3. Entender cuáles son los elementos diferenciales entre el estrés y la ansiedad.

4. Saber identificar los aspectos fisiológicos implicados en la respuesta al estrés y las señales de alerta a las que debemos prestar atención.

5. Aprender cómo influye el estrés en el entorno laboral.

Presentación al curso

El estrés laboral es uno de los mayores problemas de salud que sufren los trabajadores y trabajadoras, suponiendo la segunda causa de baja laboral en la Unión Europea.

El estrés implica una serie de reacciones en el organismo filogenéticamente adaptativas pero que, puesto en marcha en determinadas situaciones o de manera exagerada, generarán diversos problemas de salud. Para ser capaces de prevenir el estrés o, en su caso, paliar su aparición, debemos conocer aquellas circunstancias que lo provocan y las estrategias que nos pueden permitir controlarlo.

Además del estrés, otros riesgos psicosociales pueden suponer un problema para la salud de los empleados y empleadas, además de tener consecuencias sobre la productividad y el rendimiento. Así, es necesario considerar todos estos riesgos a fin de mantener unas condiciones de trabajo óptimas.

Finalmente, otro de los grandes problemas del mundo laboral, especialmente en las profesiones de servicios, es el síndrome de estar quemado por el trabajo o *burnout*. Veremos también cómo se desencadena y cómo podemos prevenirlo o intervenir si ya supone un problema.

Introducción

El estrés es necesario para nuestra supervivencia. Un nivel adecuado de estrés nos ayudará a superar situaciones difíciles y nos servirá de impulso para la acción y la consecución de los retos del día a día.

Igualmente la ansiedad juega un papel fundamental en nuestro desarrollo. Es la encargada de prepararnos para afrontar un peligro o hacer frente a una situación vital.

En ambos casos se ponen en marcha una serie de mecanismos a nivel fisiológico con el objetivo de preparar al organismo para hacer frente a dicha situación problemática o bien huir de forma rápida de la misma.

Por tanto, siempre y cuando los niveles de estrés y ansiedad sean útiles para la persona, las reacciones corporales que los acompañan serán beneficiosas. Ahora bien, cuando la ansiedad o el estrés se mantiene excesivamente en el tiempo, puede suponer un problema para la salud del individuo.

Igualmente, a nivel laboral un nivel adecuado de estrés puede mejorar nuestra productividad, mientras que valores altos de estrés mantenidos en el tiempo pueden acarrear problemas de salud.

1. Conceptos básicos sobre estrés

1.1. Introducción

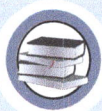 Según la Organización Mundial de la Salud, el estrés supone un estado de preocupación o tensión mental generado por una situación difícil. Supone la activación de un conjunto de reacciones fisiológicas que tienen como objetivo la preparación del organismo para la acción.

Cuando nos encontramos ante una situación que nos demanda la consecución de determinadas tareas o la realización de ciertas exigencias, puede producirse una situación de estrés. Las personas, cuando nos encontramos ante un entorno que solicita algo de nosotros, ponemos en marcha nuestras propias estrategias de afrontamiento o, lo que es lo mismo, desplegamos nuestras habilidades, conocimientos y capacidades para lograr con éxito llevar a cabo dicha tarea. Este tipo de demandas o peticiones son externas a la persona, y pueden provenir de ámbitos diversos como el familiar, el social o el laboral. Estas situaciones ambientales constituyen los agentes estresantes.

Para hacer frente a los requerimientos ambientales que nos plantean, nuestro cuerpo se activará con el fin de poner en marcha todos los recursos posibles. Esta activación irá acompañada de una respuesta emocional.

Cuando la exigencia supera nuestros recursos para llevar a cabo la tarea o cuando sentimos que nos supera, es cuando aparecerá una situación de estrés. La evaluación o percepción del sujeto juega un papel importante: si sentimos que la situación es demasiado compleja o que no tenemos la capacidad suficiente para afrontarla, se desencadenará la respuesta de estrés.

 *El estrés es, por tanto, necesario para nuestra supervivencia y el desarrollo de algunas de nuestras actividades cotidianas, ya que nos ayuda a desplegar nuestros recursos para hacer frente a una situación compleja, nueva, o que podemos percibir como una amenaza. Sin embargo, cuando aparece de forma excesiva o prolongada en el tiempo puede tener consecuencias negativas para la persona tanto a nivel físico como psicológico, pudiendo llegar la persona a un estado de agotamiento.*

Así, el estrés "positivo" nos empuja y ayuda a cumplir con los objetivos que nos plantea el entorno, generando una activación de nuestro organismo que supone un estímulo. Este tipo de estrés aparecerá unido al estímulo en particular que actúe como agente estresante, disminuyendo tras el cumplimiento de la tarea y desapareciendo finalmente. Por su parte, el estrés perjudicial o peligroso para la persona provoca una activación del organismo desmedida o exagerada, ya sea por el tiempo que dura o por la cantidad de estímulos que se perciben como estresantes y ante los cuales se despliega la respuesta de estrés.

Las situaciones susceptibles de producir estrés suelen tener algunas características en común. Por ejemplo, la novedad del contexto puede desencadenar una respuesta de estrés. El organismo, ante el desconocimiento de la situación o de lo que acontecerá en ella, se pondrá en alerta para estar preparado para resolver cualquier situación que pudiera surgir. Esto nos ocurrirá, por ejemplo, el primer día en un nuevo empleo. Igualmente, cuanta menor sea la información de la que disponemos acerca de la situación o mayor sea la ambigüedad y la incertidumbre sobre lo que ocurrirá, mayor será el nivel de estrés que tendremos que soportar.

1.2. Síndrome General de Adaptación

La respuesta de estrés se despliega en tres fases, siguiendo el planteamiento de Selye denominado "Síndrome General de Adaptación":

A) Fase de alarma

El síndrome general de adaptación comienza con una fase de alarma o de alerta en la que el sujeto produce cambios en su organismo para tratar de hacer frente a la demanda del agente estresante. Se producen cambios a nivel fisiológico con el fin de enfrentar o huir de la situación generadora de estrés. Del mismo modo se producirán cambios a nivel psicológico orientados a aumentar la capacidad de atención y concentración. La respuesta concreta de cada persona variará en función de distintas variables como las características físicas del agente estresante, el grado de amenaza percibido por el individuo, la percepción de un mayor o menor nivel de control sobre la situación o las diferencias en la personalidad de cada persona. Estos cambios pueden incluir aumento de la frecuencia cardíaca, variaciones de la temperatura o cambios en la tensión, por ejemplo.

B) Fase de adaptación

Durante la fase de adaptación estos signos desaparecen debido a que la reacción al entorno va generando un proceso de adaptación al mismo. Pero si la persona no dispone del suficiente tiempo para recuperarse y mantiene la respuesta del organismo iniciada en la fase de alarma, lo que se propiciará es una fase de resistencia, consecuencia del fracaso en la adaptación al agente estresante.

C)   Fase de agotamiento

Por último, si no se logra dicha adaptación al medio, surgirá la fase de agotamiento, donde la demanda del agente estresante supera la capacidad de respuesta del organismo, provocando, en consecuencia, alteraciones y problemas a nivel fisiológico, psicológico o social.

1.3.   Estrategias de afrontamiento

Como es lógico, no todas las personas generamos las mismas respuestas de estrés ante un mismo agente estresante. Esto se debe a las **estrategias de afrontamiento** de las que dispone cada persona y que, como comentábamos al inicio, se ponen en marcha para hacer frente a dicha situación.

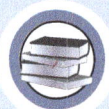 El afrontamiento es, según Lazarus y Folkman, el conjunto de estrategias cognitivas y conductuales que el sujeto emplea para hacer frente a las demandas internas y externas que se percibe que sobrepasan los recursos de la persona. Las estrategias de afrontamiento serían las herramientas que despliega un individuo para reducir el estrés generado por una situación.

Estas estrategias van dirigidas tanto a la resolución del problema como al enfrentamiento de las emociones que provoca la situación estresante. Tres aspectos intervienen en este proceso: la valoración del significado del evento, el problema y las consecuencias asociadas a él, y la emoción. Así, podemos encontrar tres estilos de afrontamiento:

- Las **estrategias centradas en el problema**, las **estrategias centradas en las emociones**, y las **estrategias basadas en la evitación**. Las orientadas al problema suelen ponerse en marcha cuando se percibe la situación estresante como manejable, de modo que la persona se orienta a la resolución de las tareas que permitirán resolver el problema. Las que se centran en las emociones pueden manifestarse cuando la situación se entiende como incontrolable, dirigiendo el esfuerzo a tratar de calmar las emociones negativas y relajarse. Aquellas que se sustentan en la evitación suponen el aplazamiento del afrontamiento como tal con el objetivo de disponer de mejores estrategias en el futuro, por lo que suponen distraerse del problema u ocuparse con otra actividad. Cada una de las estrategias de afrontamiento puede ser útil y adaptativa en función del contexto donde se emplee. Por tanto, la clave es ser capaz de identificar cuál es la estrategia más conveniente para cada situación estresante, y adaptarla o cambiarla si resulta ser ineficaz.

2. Conceptos básicos de la ansiedad

2.1. Ansiedad y miedo

El término **ansiedad** hace referencia a la respuesta emocional caracterizada por sentimientos de aprensión y tensión emocional, sobreexcitación fisiológica y presencia de conductas de evitación y escape. Esta respuesta emocional puede producirse ante la presencia de estímulos tanto externos como internos.

La ansiedad está muy relacionada con la emoción de miedo. Mientras que el miedo es la respuesta emocional ante una amenaza inminente, la ansiedad es una respuesta que se produce con anterioridad a la futura posible amenaza.

Entendemos por miedo la emoción que provoca agitación y angustia como consecuencia de la apreciación de un peligro inminente. Supone una respuesta fisiológica hacia situaciones de peligro que prepara al organismo para enfrentar dicha amenaza. La ansiedad, por su parte, desencadena respuestas fisiológicas similares al miedo, aunque provocadas por una amenaza que no está presente en ese momento o que se anticipa que ocurrirá en el futuro.

Nuestro cerebro tiene la capacidad de generar la emoción de miedo como respuesta a la detección de un peligro y nos prepara para desencadenar una respuesta defensiva inmediata. Está configurado para ser capaz de responder a los peligros a los que el ser humano ha tenido que hacer frente a lo largo de la evolución, pero también para aprender e incorporar nuevas situaciones. Un solo suceso es capaz de generar en la mente un aprendizaje acerca de la situación de peligro, incorporándola como desencadenante futuro de la emoción de miedo y las respuestas asociadas para tratar de sobrevivir a la misma. Es más, el estímulo que propicia la respuesta puede extenderse a otros estímulos similares o vinculados al que provocó originalmente la primera respuesta, convirtiéndose otros estímulos o escenarios parecidos en estímulos desencadenantes de todo el proceso.

Vemos pues que tanto el miedo como la ansiedad aparecen a consecuencia de una situación de amenaza real o imaginada, lo que desencadena una serie de comportamientos, cambios fisiológicos y cambios emocionales en el sujeto. Según Barlow, el miedo es una suerte de alarma primitiva que se activa en respuesta a un peligro presente, que se acompaña de una activación intensa y tiene un componente de acción. Por su parte la ansiedad es una emoción orientada hacia el futuro, que incluye una percepción de incontrolabilidad y falta de predictibilidad en relación con acontecimientos potencialmente aversivos, y que provoca que la atención se dirija precisamente hacia aquellos sucesos potencialmente peligrosos o bien hacia la propia respuesta afectiva que sucede como consecuencia de esos acontecimientos.

2.2. Ansiedad necesaria y ansiedad disfuncional

Por tanto, la ansiedad supone un sistema múltiple en el que aparecen respuestas conductuales, fisiológicas, afectivas y cognitivas que se desencadenan como consecuencia de la anticipación de sucesos o acontecimientos que se valoran como muy aversivos en base a su imprevisibilidad e incontrolabilidad, factores que podrían poner en riesgo los intereses vitales de la persona.

La ansiedad tiene una faceta necesaria para el ser humano y una faceta disfuncional. Cuando surge de forma y en la intensidad adecuada, la ansiedad supone un mecanismo de vigilancia del organismo, que avisa al sujeto de posibles peligros y, por ende, le sirve de protección. Sentimos ansiedad cuando percibimos que un estímulo puede poner en peligro nuestra integridad física y/o psicológica. Ante dicha situación, se ponen en marcha los mecanismos necesarios para hacer frente a la amenaza.

El problema radica en la manifestación de todos estos cambios *a priori* imprescindibles para el individuo, ante estímulos o situaciones que realmente no requieren de esa activación o la exagerada activación de los mismos. En esos casos es cuando podríamos tener una manifestación patológica de la ansiedad. Cuando la ansiedad deja de ser adaptativa, aparece de forma reiterada, con manifestaciones muy intensas y/o muy duraderas, de forma desproporcionada en comparación con la mayoría de individuos y provocando un gran sufrimiento en la persona, además de generar un profundo grado de interferencia sobre su vida.

La ansiedad, cuando es disfuncional, se acompaña de distorsiones cognitivas relacionadas con la percepción de peligro. Según Clark, en los trastornos de ansiedad aparece anticipación de consecuencias negativas, pensamientos extremos, generalizaciones negativas, infravaloración de los propios recursos de afrontamiento y sobrevaloración de la probabilidad de ocurrencia de sucesos negativos. Estas distorsiones a nivel cognitivo estarían presentes de una u otra manera en todos los trastornos de ansiedad. Se puede observar también la presencia de preocupaciones excesivas, fatiga, dificultades para dormir y concentrarse, irritabilidad, tensión muscular, actitudes agresivas de desaprobación, sensación de vulnerabilidad, vigilancia exacerbada y reacciones emocionales exageradas ante el peligro. A nivel fisiológico se produce una actividad autonómica excesiva, que puede provocar sudoración, palpitaciones, elevación de la presión arterial, pérdida del control de esfínteres o desarrollo de úlceras gástricas.

2.3. Criterios

Para poder diferenciar la ansiedad normal de una respuesta anormal o desadaptativa, podemos atender a la valoración de los siguientes criterios:

⇨ **Cognición disfuncional:** la ansiedad sería anormal cuando se produce como consecuencia de una valoración equivocada del peligro que comporta la situación que la persona está observando. La respuesta de miedo sería desproporcionada al no corresponder con la realidad objetiva.

⇨ **Deterioro del funcionamiento:** cuando la ansiedad es patológica, interfiere sobre la capacidad de manejo de la amenaza percibida, así como sobre el funcionamiento social y laboral del individuo.

⇨ **Persistencia:** la ansiedad clínica persiste en el tiempo mucho más de lo que cabría esperar. De hecho, la persona con ansiedad patológica puede sentirse ansiosa solo con pensar en un peligro potencial, por lo que la ansiedad puede estar presente en estas personas todos los días durante varios años.

⇨ **Falsas alarmas:** en palabras de Barlow, las falsas alarmas son el miedo o pánico visibles que ocurren en ausencia de un estímulo amenazante.

⇨ **Hipersensibilidad a los estímulos:** como indican Beck y Greenberg, en personas con ansiedad patológica, la cantidad de estímulos o sucesos percibidos como una amenaza es muy alta, siendo además muchas de estas situaciones consideradas inofensivas por el resto de las personas.

2.4. Niveles de respuesta de ansiedad

En cuanto a la forma que adopta la respuesta de ansiedad, esta se manifiesta en tres niveles diferentes:

El **nivel cognitivo** engloba todo lo referente al estado afectivo y las experiencias que el sujeto puede informar a través del lenguaje. La ansiedad se experimenta desde este nivel como un estado emocional de displacer y malestar interior. El estado emocional se acompaña de las cogniciones o pensamientos que perciben la situación como una amenaza. Pueden aparecer pensamientos de preocupación, falta de atención o concentración o falta de motivación.

A **nivel fisiológico** se produce la activación o *arousal* del sistema nervioso autónomo, lo que puede conllevar la aparición de taquicardias, mareos, sudoración, rubor, tensión estomacal o dificultades al respirar. Atendiendo a Michal, los cambios fisiológicos que se producen con la ansiedad son necesarios y beneficiosos cuando aparecen asociados a la ansiedad adaptativa.

Así, la dilatación de la pupila aumenta la discriminación visual y en consecuencia favorece una mejor respuesta; el aumento de la frecuencia cardíaca y de la presión sanguínea provocan el bombeo de una mayor cantidad de sangre al cerebro, los pulmones, los brazos y las piernas, nutriéndoles de combustible y oxígeno; el aumento de la frecuencia de la respiración aumenta la cantidad de oxígeno proporcionado a los músculos; la tensión muscular los prepara para la acción; el aumento de la transpiración ayuda a reducir el calor provocado por la activación muscular; la secreción de glúcidos y lípidos al torrente sanguíneo contribuye a aumentar el nivel de energía; la liberación de factores de coagulación sanguínea facilita que las heridas coagulen antes y evita posibles hemorragias; y la ralentización de la digestión supone un aporte mayor de sangre al cerebro y los músculos.

A **nivel motor** puede aparecer inquietud motora, compulsiones, torpeza motora o inhibición psicomotriz. Estas respuestas manifiestas pueden considerarse como la parte observable de la excitación fisiológica o la expresión de conductas de evitación y escape provocadas por la amenaza.

3. Diferenciación estrés-ansiedad

Vemos pues que tanto el estrés como la ansiedad comportan procesos naturales y necesarios para las personas siempre y cuando se produzcan en las ocasiones y con la intensidad adecuadas. Ambos mecanismos suponen la activación del organismo preparándolo para la acción y generan una serie de emociones y procesos fisiológicos similares. Sin embargo, estrés y ansiedad no son exactamente la misma cosa.

El estrés aparecería cuando las demandas del contexto están por encima de las capacidades del individuo para sobrellevarlas, lo que provoca una sobrecarga de estímulos. La ansiedad, por su parte, no tiene por qué ser provocada por esta sobrecarga de estímulos. El estrés siempre producirá ansiedad, ya que supone una amenaza para aspectos importantes de la persona, pero la ansiedad puede provenir de otros factores diferentes a la sobreestimulación.

La ansiedad, por tanto, puede ser la expresión de una respuesta al estrés, pero también la manifestación de una reacción emocional ante una percepción de amenaza que no tiene por qué tener como origen una situación de estrés. El estrés provoca ansiedad, pero la ansiedad de una persona en concreto no tiene que tener su origen, inevitablemente, en una situación de estrés.

Así, los elementos diferenciadores de los términos estrés y ansiedad serían los siguientes:

▶ Origen o desencadenante: mientras que en las situaciones de estrés es posible señalar e identificar cuál es la situación o situaciones que han provocado dicho estado, en el caso de la ansiedad puede no estar presente el elemento o elementos que la han desencadenado. Así, el estrés tiene su origen en demandas externas, en estresores que lo provocan, mientras que la ansiedad suele desencadenarse a partir de un proceso interno de interpretación y anticipación de situaciones futuras.

▶ Percepción de la situación: la ansiedad aparecerá como consecuencia de la interpretación de que existe o existirá una amenaza para la persona. Sin embargo, el estrés se asienta en mayor medida en la valoración de la propia capacidad de la que se dispone para resolver la situación estresante de forma satisfactoria.

▶ Emociones asociadas: aunque en ambos casos van a aparecer sentimientos de displacer y angustia, la ansiedad está más asociada a la emoción de miedo, en el sentido de que provoca temor ante la idea de que puedan ocurrir determinadas situaciones consideradas negativas o que se perciban como peligrosas. Por su parte el estrés desencadena sentimientos más próximos a la preocupación, la irritabilidad o la frustración, estando ligada la inquietud más al objetivo de solucionar la situación.

▶ Temporalidad: el estrés acontece en respuesta a una demanda o problema que acontece en el momento presente, mientas que la ansiedad está orientada al futuro, a lo que podría pasar.

▶ Duración: la ansiedad, puesto que tiene esa orientación hacia el futuro, es más probable que se mantenga en el tiempo, mientras que el estrés tenderá a disminuir y en su caso a desaparecer si desaparece el elemento estresante.

▶ Síntomas asociados: aunque en ambos procesos aparecen signos comunes, la ansiedad suele ir en mayor medida acompañada de nerviosismo e inquietud, mientras que el estrés se verá más asociado al cansancio y al agotamiento.

4. Incidencia en el entorno laboral

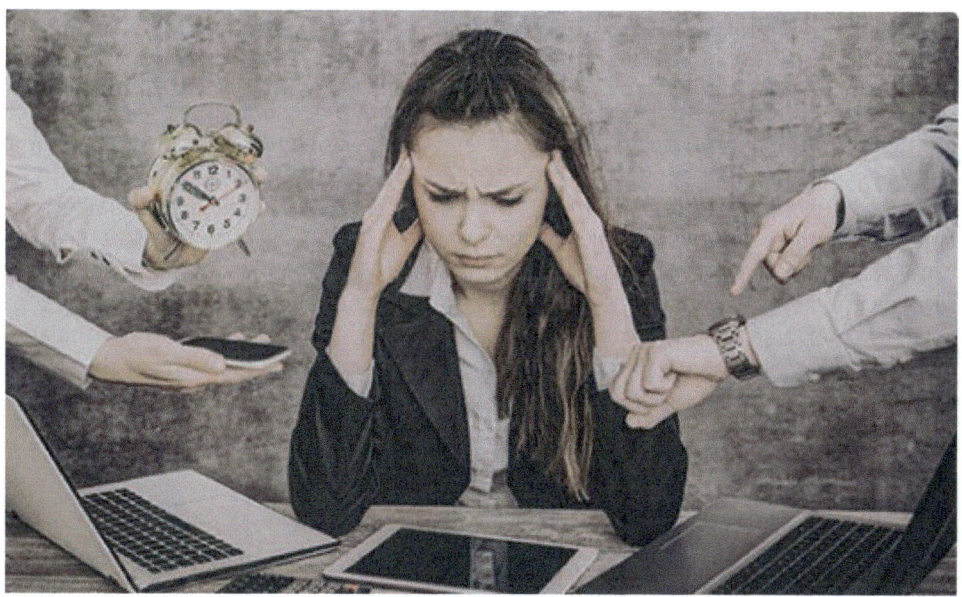

El estrés en el entorno laboral aparece como consecuencia de la exposición a unas condiciones psicosociales desfavorables. El estrés laboral es el resultado de la falta de equilibrio entre las exigencias que el sujeto percibe y su propia capacidad para llevarlas a cabo con éxito. Se trata de un problema colectivo que puede aparecer en cualquier profesión y que puede afectar a la salud física y psicológica de los trabajadores, además de tener consecuencias sobre el propio trabajo influyendo en la productividad, el rendimiento o las tasas de absentismo. Aunque como decimos el estrés laboral puede darse en cualquier profesión, tiene una mayor incidencia en aquellos trabajos que por su naturaleza o características son más exigentes. Así, los profesionales que presentan mayores índices de estrés laboral son: mineros, policías, trabajadores de la construcción, pilotos, periodistas, dentistas, médicos, enfermeras, conductores de ambulancia, músicos, profesores y directores de personal.

Según datos de Eurostat, el estrés es el segundo problema de salud más frecuente entre los trabajadores tras los trastornos musculoesqueléticos. Es la segunda causa de baja laboral en la Unión Europea, afectando anualmente a cuarenta millones de trabajadores y suponiendo para sus países miembros un coste de veinte mil millones de euros al año en gastos sanitarios, sin contar la pérdida de productividad. Según la Fundación Europea para la Mejora de las Condiciones de Vida y Trabajo un 28% de los trabajadores europeos padece algún tipo de estrés laboral. La Sexta Encuesta Europea sobre las Condiciones de Trabajo realizada en 2015 puso de manifiesto que en España el 79% de la población afirmaba no disponer del tiempo suficiente para realizar su trabajo.

El estrés laboral responde, como decíamos, a una interacción entre la demanda en las tareas y el control que se percibe se tiene sobre las mismas. De esta manera, cuando las exigencias del trabajo son elevadas pero no se dispone de los recursos necesarios para hacerles frente, aparecerá un alto estrés laboral.

En este sentido el modelo demanda-control-apoyo social de Karasek y Johnson plantea que ante una situación de alta demanda, es decir, aquella en la que las exigencias hacia el trabajador son tan elevadas que es incapaz de hacerles frente, se produciría una situación de estrés. El estrés también aparecería en el caso de que la persona sintiera que dispone de un bajo control para cambiar aspectos relevantes de su empleo. Sin embargo, ante una situación igual de exigente pero que permitiría cierto nivel de control, la percepción resultante sería la de encontrarse ante un desafío. Este estrés puede verse paliado o mediado por el apoyo social que se propicie al trabajador por parte de sus superiores o compañeros. Otro aspecto mediador en la respuesta de estrés laboral es la recompensa percibida por el trabajador en base al esfuerzo invertido. Si la persona siente que su esfuerzo no se corresponde con su salario, posición jerárquica o estimaciones de los demás, también se puede propiciar estrés laboral.

Algunas de las causas más habituales del estrés laboral son:

- Percepción de falta de control sobre las tareas a desempeñar.

- Realización de trabajos monótonos y repetitivos.

- Deber de adecuarse a plazos ajustados.

- Desempeñar trabajos que requieren realizar tareas de forma muy rápida, a alta velocidad.

- Encontrarse en entornos laborales violentos.

- Llevar a cabo tareas físicamente peligrosas o altamente exigentes.

5. Aspectos fisiológicos del estrés

Las respuestas del individuo al estrés se manifiestan a distintos niveles:

En el **plano emocional** puede aparecer pérdida de energía, bajo estado de ánimo, apatía, baja autoestima, inestabilidad, inquietud o tensión.

A **nivel cognitivo** el sujeto puede verse incapaz de tomar decisiones, sentirse confundido o bloqueado mentalmente, o mostrarse distraído y despistado. También puede sentirse más vulnerable ante las críticas de los demás.

A **nivel comportamental o motor**, el individuo puede tartamudear o hablar demasiado rápido, consumir sustancias, reírse de forma nerviosa, morderse las uñas, arrancarse el pelo, dedicarse de forma desmedida a actividades físicas o tener alteraciones en la alimentación.

A **nivel biológico y fisiológico**, se activa el sistema nervioso central y periférico y el sistema endocrino, secretando hormonas como la adrenalina, la noradrenalina y el cortisol. También pueden verse afectados de forma negativa otros sistemas, como el sistema inmune.

Al igual que en el caso de la ansiedad, cuando el estrés actúa demasiado tiempo sobre el organismo, puede convertirse en una enfermedad o generar un trastorno. El estrés genera cambios en el organismo como la secreción de hormonas catecolaminas y adrenalina, el aumento de la frecuencia cardíaca o de la tensión que pueden desencadenar, a la larga, problemas de salud como úlceras estomacales, contracción de arterias que pueden derivar en infarto o cambios en el apetito. Del mismo modo, las hormonas del estrés son perjudiciales para el cerebro, ya que los altos niveles de cortisol pueden provocar daños en el hipocampo, área muy relacionada con la memoria.

Para Everly, existen tres ejes de activación psicofisiológica:

⇨ Eje I: Neural: ante una situación estresante, se activa este eje provocando la activación del sistema nervioso simpático, lo que a su vez desencadena el aumento de la respiración o de la presión arterial, entre otras cosas. Asimismo se produce la activación del sistema nervioso periférico con la consiguiente elevación de la tensión muscular. Segundos después de la interpretación de un estímulo o situación como amenazante ya se pone en marcha este eje, disminuyendo lentamente tras la desaparición de la amenaza. En caso de que la amenaza persista, se activará el segundo eje.

⇨ Eje II: Neuroendocrino: tras un tiempo presente la amenaza se activa el sistema neuroendocrino, que genera la activación de las glándulas suprarrenales provocando la secreción de adrenalina y noradrenalina. Aparece así el incremento de la presión arterial, del aporte sanguíneo al cerebro, de la tasa cardíaca, de la cantidad de sangre bombeada por latido y de la estimulación de los músculos esqueletales, junto con una disminución del aporte sanguíneo a otras zonas como la piel y los riñones. La adrenalina y la noradrenalina son las encargadas también de la dilatación de las pupilas, la dilatación bronquial y la movilización de los ácidos grasos incrementando el nivel de lípidos en la sangre.

Estos cambios son los que van a permitir al organismo desarrollar una conducta de afrontamiento. El eje II solo se activará cuando la persona perciba que va a ser capaz de hacer frente a la amenaza. En caso contrario, se activará el eje III.

⇨ Eje III: Endocrino:

▶ Adrenal-hipofisiario: en primer lugar, el hipotálamo es el encargado de segregar la hormona CRF (factor liberador de corticotropina) sobre la hipófisis, provocando a su vez la producción de la hormona adenocorticotropa que actúa sobre la corteza de las glándulas suprarrenales liberando como resultado corticoides a la sangre. Uno de estos glucocorticoides es el cortisol, conocido comúnmente como la hormona del estrés. El cortisol se encarga de propiciar la eliminación de agua y de mantener la presión arterial. La liberación de cortisol y de corticosterona provocan irritación gástrica, incremento en la producción de urea, supresión de los mecanismos inmunológicos, supresión del apetito, sentimientos de desesperanza, depresión, indefensión y pérdida de control, entre otros efectos.

▶ Secreción de la hormona del crecimiento: no está claro cómo se implica en la respuesta de estrés.

▶ Incremento de la secreción de las hormonas tiroideas: la tiroxina es la responsable de la sensación de desgaste general.

▶ Secreción de vasopresina: lo que produce un aumento en la retención de líquidos.

El eje III se pondrá en marcha en situaciones de estrés prolongado sobre las cuales el sujeto sienta que no tiene control o que no va a ser capaz de afrontarlas. Provoca una gran activación cerebral y puede desencadenar trastornos psicológicos, en especial de depresión y ansiedad.

6. Identificación de Alertas del estrés

6.1. Temperatura

Como vemos, la respuesta de estrés lleva consigo la activación de distintos sistemas del organismo y los consiguientes cambios que tienen como objetivo la preparación del cuerpo para afrontar la situación. Las señales más fácilmente identificables de estar pasando por una situación de estrés son las siguientes:

- La temperatura corporal puede aumentar de forma significativa ante una situación altamente estresante. Este proceso, denominado "hipertermia inducida por el estrés" y también conocido como "fiebre emocional o psicógena", se produce con el objetivo de calentar los músculos para aumentar su eficacia en caso de lucha o huida.

- Ante una situación de estrés, el organismo aumenta su temperatura por encima de los 37°, pudiendo llegar en ocasiones muy concretas a superar los 40°. Como resultado, los vasos sanguíneos se comprimen, lo que genera enrojecimiento en la cara y aumento de los latidos cardíacos. Otros síntomas que pueden aparecer en consecuencia son la sensación de calor intenso, sudor excesivo, sensación de fatiga, cefaleas y dificultades para conciliar el sueño.

- Cabe señalar que la temperatura no solo es un síntoma del estrés, sino que en ocasiones podría actuar como un agente estresante. Según AEMET, el estrés térmico en contextos laborales se refiere a la carga neta de calor a la que está expuesto un trabajador, como resultado de las condiciones ambientales y la actividad física que realiza en su puesto de trabajo. Cuando el organismo, debido a las condiciones ambientales, es incapaz de regular su propia temperatura, aparecerá este tipo de estrés. Puede tener consecuencias nefastas para la salud de la persona, pudiendo generar un rendimiento cognitivo inferior al habitual, deshidratación, agotamiento o incluso llegar a provocar episodios de shock por golpe de calor, lo que podría conllevar la muerte de la persona en último término.

6.2. Tensión muscular

La tensión muscular se origina a consecuencia de una sobrecarga de trabajo o una contracción sostenida de las fibras musculares. El resultado es una percepción de rigidez y pesadez. Si los músculos se ven sometidos a actividades que los sobrecargan y fatigan, responderán contrayéndose para protegerse de dicho esfuerzo.

Al estar viviendo una situación estresante los músculos del cuerpo se tensan automáticamente, preparándose para la acción y para hacer frente a las demandas ambientales. Una vez superado el momento de estrés los músculos recuperarán su relajación.

15

Ahora bien, cuando el estrés está presente de forma crónica o sostenida en el tiempo, los músculos perderán la capacidad para relajarse de nuevo. La consecuencia será el mantenimiento de molestias musculares, calambres y tensión muscular. Si el período de tiempo en tensión es aún más elevado puede llegar a producir contracturas, espasmos musculares, hormigueos, debilidad muscular, reducción de la movilidad, cansancio, desgarros de nervios o pinzamientos. También es posible encontrar manifestaciones como el dolor de cabeza, los mareos o incluso la desorientación cuando la tensión muscular aparece especialmente en la zona cervical. Es habitual asimismo que los músculos se palpen rígidos y que aparezca dolor en las partes del cuerpo afectadas.

La tensión muscular, a su vez, influye sobre otros aspectos del organismo. Concretamente favorece la disminución del flujo sanguíneo y empeora la correcta oxigenación de los tejidos, produciendo un empeoramiento general del organismo.

A la hora de identificar la tensión muscular como una consecuencia del estrés cabe observar las siguientes zonas, las cuales suelen verse afectadas en mayor medida por ello: mandíbula, entrecejo, cuello, cervicales (especialmente en el músculo trapecio) hombros y espalda.

6.3. Sudoración

Uno de los aspectos fisiológicos de la respuesta al estrés es el sudor. La sudoración permite que el cuerpo permanezca fresco y ventilado, evitando un sobrecalentamiento. Todo ello se orienta a emitir una respuesta de lucha o huida ante la situación estresante de forma más efectiva. La respuesta al estrés del sistema nervioso simpático incluye señales a las glándulas sudoríparas ecrinas, lo que provoca la sudoración con el objetivo de enfriar el cuerpo. La sensación resultante suele percibirse como un sudor frío. Esto es debido a que el objetivo es la reducción de la temperatura corporal a través de la evaporación del sudor.

Es habitual que este tipo de sudor, que es independiente de las condiciones objetivas de temperatura exterior, se manifieste especialmente en la cara, las axilas, las palmas de las manos y las plantas de los pies.

La sudoración asociada al estrés suele aparecer de forma más repentina que aquella que se debe a un esfuerzo físico o a la elevada temperatura.

En ocasiones la sudoración debido al estrés aparece por las noches. Los indicadores de estrés en este caso serán despertarse con cierta agitación y sudados. Esto es una manifestación de que los agentes estresantes a los que está sometida la persona no desaparecen por la noche, sino que continúan los pensamientos acerca del tema o situación desencadenante del estrés o, incluso, puede que se estén produciendo pesadillas acerca de la misma.

6.4. Tasa cardíaca

El estrés aumenta la secreción de catecolaminas, en especial de adrenalina y noradrenalina en su proceso de preparación para la lucha o huida de la situación. Las catecolaminas producen a su vez el incremento de la tensión arterial y el aumento de la frecuencia cardíaca, además de producir otros desajustes a nivel metabólico que pueden repercutir en un aumento de los niveles de azúcar y grasas en sangre.

Esta elevación de la tasa cardíaca puede ser imprescindible a la hora de hacer frente a un peligro, pero conllevará graves problemas de salud cuando se mantenga excesivamente en el tiempo. Así, una situación de estrés prolongado puede conllevar la aparición de arritmias o aumentar su ocurrencia en pacientes que ya las sufrían.

Además, esa combinación de aumento de la tensión arterial y de la frecuencia cardíaca junto con los cambios a nivel metabólico pueden provocar la aparición de la aterosclerosis, factor desencadenante de diversas dolencias cardiovasculares como los infartos, las anginas de pecho y los accidentes cerebrovasculares.

La forma en la que detectamos este aumento de la tasa cardíaca es a través de nuestras palpitaciones, que provocan una sensación de latido acelerado. Esta puede ser la manifestación de que estemos sufriendo una pequeña taquicardia sinusal o, en casos más graves, una arritmia. La taquicardia sinusal supone la aceleración rítmica del corazón que podemos percibir al realizar un esfuerzo físico y que puede producirse en ausencia del mismo cuando estamos sometidos a una situación de estrés.

Otra manifestación del estrés puede ser la sensación de vuelco en el corazón que responde a la aparición de extrasístoles. Este tipo de latidos, que aparecen como adelantados al que debería ser el latido normal, son los que provocan la sensación de haber tenido un latido más fuerte o la ausencia del mismo. Además de resultar en una sensación muy desagradable, este fenómeno podría conllevar el desarrollo de taquicardias a largo plazo.

 En casos extremos la situación de estrés puede provocar una miocardiopatía. El síndrome de tako tsubo, también denominado síndrome del corazón roto o miocardiopatía de estrés, es resultado de la vivencia de una emoción muy intensa, habitualmente negativa, que ha generado una gran cantidad de catecolaminas en el organismo.

6.5. Respiración

Las situaciones estresantes pueden incidir también sobre la respiración, generando dificultades para respirar o bien generar una respiración acelerada. Ante una situación de estrés, el organismo acelerará la respiración con el fin de distribuir una mayor cantidad de sangre rica en oxígeno por el organismo. Esto puede suponer un problema especialmente para aquellas personas que sufrían una enfermedad respiratoria preexistente, la cual puede verse agravada debido al estrés.

Por tanto, cuando hiperventilamos, es decir, cuando respiramos de forma rápida y agitada, se produce un exceso de oxigenación en el organismo y el consecuente descenso de los niveles de dióxido de carbono. Además, en estas situaciones la respiración no llega a ser profunda, sino más bien superficial, sin llegar a llenar los pulmones. Este desequilibrio entre el oxígeno y el dióxido de carbono es el responsable de las sensaciones de ahogo, opresión en el pecho, mareos, visión borrosa, sensación de vértigo, hormigueo en las extremidades, calambres o temblores, entre otras.

Como veremos más adelante, el entrenamiento en técnicas de respiración nos puede ayudar mucho a combatir o controlar situaciones estresantes.

El estrés es la respuesta del organismo ante una situación compleja. En consecuencia, el organismo pone en marcha una serie de reacciones psicofisiológicas con el fin de hacerle frente.

La percepción de una situación como estresante va a venir mediada en parte por nuestras propias percepciones acerca de nuestra capacidad de afrontamiento y de la percepción de control sobre la tarea.

La respuesta al estrés se desarrolla en tres fases: fase de alarma, fase de adaptación o resistencia (en función de si hemos conseguido o no adaptarnos al agente estresante y recuperarnos) y fase de agotamiento. Una vez el cuerpo llega a la fase de agotamiento es cuando pueden aparecer alteraciones en la salud del individuo.

La ansiedad, por su parte, es la respuesta del organismo que nos prepara para hacer frente a un peligro o huir de él. Es un estado emocional primitivo e imprescindible para nuestra supervivencia.

Las diferencias entre el estrés y la ansiedad se fundamentan, sobre todo, en el origen del desencadenante, las emociones que aparecen, la temporalidad en la que acontece el elemento que la provoca, la duración del fenómeno y los síntomas asociados a cada cual.

El estrés en el entorno laboral viene mediado por los factores de exigencia, capacidad autopercibida para desempeñar la tarea, nivel de control percibido sobre la misma, apoyo social aportado y percepción de las recompensas obtenidas.

El estrés afecta a todo el organismo, apareciendo alteraciones fisiológicas que se manifiestan especialmente sobre la elevación de la temperatura corporal y la tensión arterial, la hipersudoración, el aumento de la tasa cardíaca y el aceleramiento de la respiración.

UNIDAD DIDÁCTICA 2

Análisis del control del estrés en el ámbito laboral

Contenido & Objetivos

Introducción

1. Control del estrés en el ámbito laboral

2. Pautas de organización

3. Mejora de hábitos

4. Educación postural

5. Utilización eficiente de los medios tecnológicos (herramientas de trabajo)

6. Entrenamiento en respiración

7. Herramientas de mejora de la atención y la concentración

8. Ejercicios de higiene laboral en el puesto de trabajo

Los **objetivos** de esta unidad son:

1. Conocer cuáles son los elementos fundamentales que generan estrés en el trabajo.

2. Aprender cómo organizar el entorno de trabajo para reducir el estrés.

3. Descubrir técnicas de planificación para mejorar nuestra gestión del tiempo.

4. Entender que nuestros hábitos y rutinas dentro y fuera del entorno laboral influirán sobre el mismo.

5. Aprender a mantener una postura adecuada de trabajo.

6. Saber cómo manejar nuestra interacción con la tecnología.

7. Aprender técnicas de respiración, atención, concentración y relajación.

8. Descubrir herramientas que mejoren nuestra salud laboral.

Introducción

Como hemos visto, el estrés laboral afecta a un gran porcentaje de los trabajadores y trabajadoras, por lo que se hace necesario conocer las pautas y técnicas que pueden ayudar a su control y mejora.

Existen diversas recomendaciones y hábitos que podemos aprender y poner en práctica para conseguir que la jornada laboral transcurra de un modo menos estresante o, al menos, con un grado de estrés que no implique riesgos para la salud ni reste productividad.

1. Control del estrés en el ámbito laboral

1.1. Factores de estrés

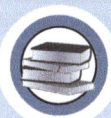 El estrés laboral se entiende como un estado caracterizado por quejas o problemas a nivel físico, psicológico o social derivadas de la imposibilidad de los trabajadores de cumplir con las expectativas que se les atribuyen.

Según el Instituto Nacional de Seguridad y Salud en el Trabajo, el estrés laboral se ocasiona como consecuencia de unas condiciones psicosociales adversas que generan un desequilibrio entre las demandas exigidas a la persona y la capacidad que esta tiene para hacerles frente.

Diversos elementos modulan la respuesta de estrés en el trabajo y, por ende, la intervención sobre ellas puede propiciar el control que se ejerza sobre el propio estrés.

La aparición de estrés en el trabajo suele responder a una combinación de circunstancias relacionadas con la situación, la información, la ocurrencia, el impacto y la temporalidad. Así, los estresores más comunes y más habituales en el día a día tienen que ver con pequeñas molestias repetitivas y acumuladas a lo largo de la jornada, imprevistos o actividades que se separan de la rutina habitual, cambios en el propio ambiente de trabajo, situaciones que resultan difíciles de predecir o que son ambiguas, escenarios donde la carga de información o la cantidad de estímulos a los que hay que atender es muy elevada, cuando la persona no dispone de las habilidades para hacer frente al problema planteado o cuando existe malestar físico en la persona.

Podemos distinguir diferentes factores susceptibles de generar estrés laboral:

- **Factores intrínsecos al trabajo:** son aspectos relacionados con las condiciones físicas del empleo, el ritmo y la carga de trabajo o la necesidad de tener que tomar decisiones.

- **Factores procedentes del desempeño de roles:** tienen que ver con el papel que juega el trabajador en la empresa, por lo que se verán afectados por los roles ambiguos, la responsabilidad otorgada a la persona o los cambios en la organización de la empresa, por ejemplo.

- **Factores procedentes de las relaciones interpersonales:** la relación que se establece con los compañeros influye a través de elementos como la baja confianza, la falta de apoyo emocional, el tratamiento injusto de unos y otros, etcétera.

- **Factores relacionados con el desarrollo de carreras:** la falta de estabilidad laboral o la percepción de inequidad en el nombramiento de ascensos puede influir en la aparición de estrés. Desempeñar un alto cargo también puede ser un agente estresor.

- **Factores procedentes de la estructura y el clima organizacional:** a este respecto habría que considerar aspectos como la participación, el estilo de dirección y la autonomía otorgada a los trabajadores, entre otros.

- **Fuentes extraorganizacionales:** cualquier problema que sufra el trabajador fuera de la empresa influirá sobre las posibilidades de sufrir estrés laboral. Así, es necesario tener en cuenta los problemas familiares, económicos o personales, así como la situación política o económica del país. Los estresores extraorganizacionales pueden actuar como potenciadores de aquellos relacionados directamente con el trabajo.

 Atendiendo a las recomendaciones del Instituto Nacional de Seguridad y Salud en el Trabajo, para realizar un correcto control del estrés en el ámbito laboral debemos comenzar por la identificación de los factores de riesgo: para realizar un correcto análisis de los factores potencialmente desencadenantes de estrés laboral debemos evaluar todos los aspectos de la organización. Entre otros, deberemos atender a la actividad concreta de la empresa, el organigrama, las características demográficas de la plantilla, los aspectos a nivel de prevención que se manejan y las tasas con respecto a absentismo, accidentes del trabajo o enfermedades profesionales.

1.2. Causas comunes de estrés

Así, las causas más comunes del estrés laboral son:

⇨ **Causas asociadas a las funciones específicas del trabajador**: generarán mayores niveles de estrés aquellas tareas que tengan una alta exigencia, trabajos monótonos o repetitivos o aquellos peligrosos.

⇨ **Causas asociadas a la organización del trabajo**: la ausencia de control sobre la planificación de las tareas de la empresa, los objetivos establecidos con poca precisión, los horarios que dificultan la conciliación familiar o personal, la escasez de personal, la precariedad o la organización deficiente son fuentes de estrés.

⇨ **Causas asociadas a las relaciones laborales**: pueden incidir en el estrés laboral la falta de predisposición o cooperación del resto de personal de la organización, los superiores autoritarios, las relaciones poco armoniosas entre compañeros o la falta de reconocimiento del desempeño laboral.

⇨ **Causas asociadas al entorno físico y a la tecnología**: son factores estresantes el ruido, el calor, la humedad excesiva, la suciedad, la falta de espacio de trabajo o la iluminación poco adecuada.

⇨ **Causas socioeconómicas**: si la perspectiva de la empresa es poco halagüeña o las exigencias de los superiores imponen objetivos inalcanzables, puede producirse también estrés laboral.

⇨ **Falta de equilibrio personal y laboral**: la falta de tiempo para la vida personal, las preocupaciones por el trabajo aun fuera del mismo y la falta de descanso durante la propia jornada laboral son fuentes de estrés.

Si el estrés se gestiona de forma adecuada, la organización mejorará su eficacia y la calidad de su trabajo. Las medidas que se pueden adoptar para manejar, minimizar o combatir el estrés laboral pueden orientarse al propio trabajador, a la tarea en sí misma o a la organización. Las técnicas que se centran en la persona pueden incluir el control de la respiración, la mejora de la postura corporal, ejercicios orientados a mejorar la atención o la concentración, la implantación de hábitos saludables, las técnicas de relajación o el entrenamiento en habilidades sociales. Aquellas medidas que tratan de incidir sobre la propia tarea tienen como objetivo eliminar las dificultades originadas en el transcurso del trabajo y mejorar el rendimiento y la eficiencia de la tarea. Se puede optar en este caso por el enriquecimiento del puesto de trabajo o por la creación de grupos de trabajo. En el tercer caso, las intervenciones sobre la organización tratan de mejorar aspectos como la comunicación, la participación, las relaciones interpersonales y los planes de evaluación y formación.

A continuación se presentan algunas de las técnicas o medidas que se pueden implementar en el entorno laboral con el fin de controlar los niveles de estrés.

2. Pautas de organización

2.1. Planificación de tareas

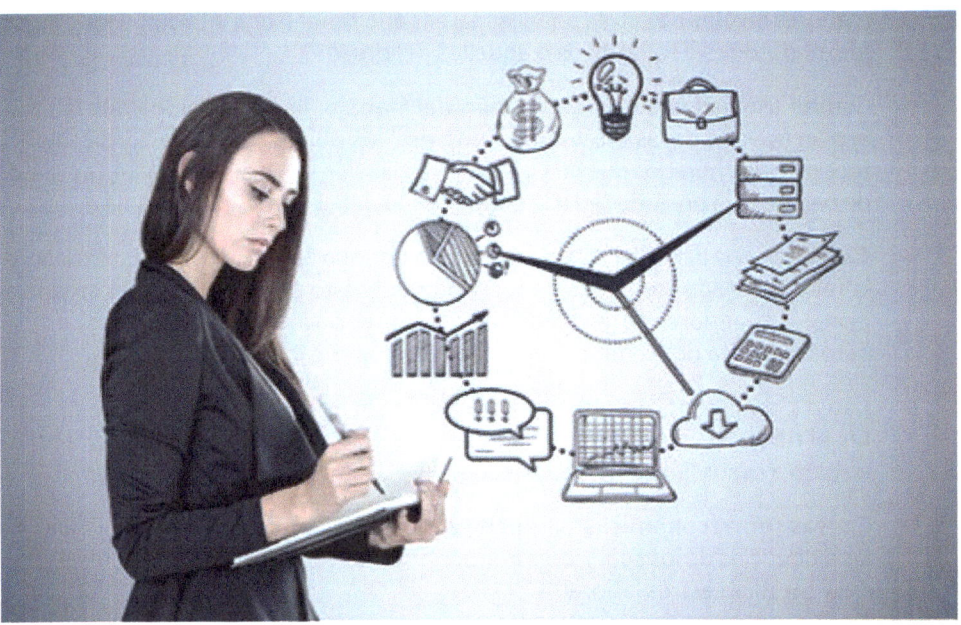

Un factor esencial para mejorar nuestra organización en el trabajo es organizar y planificar las tareas de forma eficiente y gestionar el tiempo de forma adecuada. Para ello convendría utilizar alguna herramienta que facilite esta labor como una agenda o una app. Una buena idea para comenzar nuestra jornada de trabajo podría ser elaborarnos un pequeño horario del día, priorizando aquellas tareas que sean más importantes por su fecha de entrega o porque otras personas dependan de ellas. Es importante considerar de forma objetiva el tiempo que nos llevará cada tarea para incluirla en el horario de forma realista. Es fundamental el cumplimiento de los tiempos que hemos designado para cada actividad. Aquellas tareas que sean similares o impliquen el uso de las mismas herramientas o recursos deberían planificarse juntas para optimizar nuestro tiempo. Es importante también considerar un tiempo extra para cada tarea por si surge algún imprevisto.

En cuanto al momento del día en el realizamos cada tarea hay que tener en cuenta que no todas las personas rendimos de igual manera. Algunas personas estarán más activas y alerta a primera hora, mientras que para otras el primer rato de la mañana les será más costoso. Atender a nuestros cambios de energía y a los momentos de mayor capacidad nos permitirá también organizar nuestro horario de forma más eficaz, haciendo coincidir las tareas más complejas con nuestros momentos de mayor rendimiento.

Otro punto importante para mejorar nuestra productividad es detectar aquellas distracciones que acontecen a lo largo de la jornada y que captan nuestra atención y nos hacen perder el tiempo. El primer paso para poder combatirlas será detectarlas y estudiar cómo podemos evitarlas.

2.2. Técnicas de gestión del tiempo

A continuación se presentan diferentes técnicas de gestión del tiempo que pueden ayudarnos a organizarnos de forma más eficiente:

La técnica de "come la rana" plantea convertir la tarea más determinante e importante del día en el objetivo primordial (la rana) y comenzar las tareas por su cumplimiento. De esta manera se evita perder el tiempo en tareas poco importantes o procrastinar sobre aquellas realmente trascendentales. El autor de este método, Brian Tracy, toma una frase de Mark Twain para ejemplificar su idea: "Si tu trabajo es comer una rana, es mejor hacerlo a primera hora de la mañana. Y si tu trabajo es comer dos ranas, es mejor comer la más grande primero". Esta herramienta se orienta especialmente para aquellas personas que tienen la sensación de no ser capaces de orientarse en una sola tarea porque están pensando en todas las demás a las que tienen que hacer frente después.

La técnica Pomodoro está destinada a hacer frente a aquellas tareas más costosas y que solemos posponer porque nos resultan especialmente molestas o trabajosas. En muchas ocasiones comenzar una tarea que presumimos va a ser larga o compleja nos genera un desasosiego tal que terminamos realizando cualquier otra tarea con tal de no enfrentarnos a ella. Esta técnica permite hacer frente a este tipo de tareas abordándolas en pequeños períodos de tiempo. Para comenzar, deben anotarse todas aquellas tareas que se tengan pendientes. A continuación se seleccionará una sola de ellas, marcando un tiempo de trabajo sobre ella de 25 minutos. Podemos utilizar un temporizador o la alarma del móvil para avisarnos del tiempo transcurrido. Acometeremos la tarea y cuando suene nuestra alarma nos detendremos, anotando qué parte hemos completado, marcando un "pomodoro". El siguiente paso consistirá en tomar un descanso de 5 minutos. Estos dos pasos se repetirán hasta haber completado cuatro "pomodoros", momento tras el cual debe tomarse un descanso mayor, de unos 15 o 20 minutos. Acotar el tiempo de trabajo sobre la tarea hace que se perciba como más asequible, reduciendo el estrés que nos estaba generando.

La matriz de Eisenhower se basa en el diseño de una matriz o caja de 2x2 en la que se establecen las tareas a realizar en función de su nivel de urgencia e importancia. Aquellas tareas que se clasifican como urgentes e importantes son aquellas que deben realizarse de forma inmediata. Las labores importantes pero no urgentes se programarán para más adelante. Aquellas que son urgentes pero no importantes deberían delegarse en otras personas. Y, por último, las que ni son urgentes ni son importantes son susceptibles de eliminarse. Con tareas urgentes se hace referencia a aquellas que ocurren en el momento, como contestar una llamada o un correo electrónico. Por su parte, con el término importante se hace alusión a todo aquello que va en favor de la consecución de los objetivos a largo plazo. Esta técnica puede ser empleada tanto para planificaciones a medio y largo plazo como para planificar un solo día.

	URGENTE	NO URGENTE
IMPORTANTE	Realización inmediata	Programación posterior
NO IMPORTANTE	Delegar	Eliminar

2.3. Por parte de la empresa

Asimismo, también hay factores que toda empresa podría tener en cuenta para una correcta gestión del estrés.

La empresa debería poner en práctica lo que se denomina **"enriquecimiento del puesto de trabajo"** para mejorar el rendimiento y la satisfacción de los trabajadores a largo plazo. Se trata de aumentar paulatinamente las responsabilidades y el cargo de la persona con el fin de reconocer su trayectoria en la organización y plantearle nuevos retos, evitando así que el trabajo se convierta en algo monótono y repetitivo. Este proceso puede llevarse a cabo de diferentes maneras. La ampliación del puesto supone su crecimiento horizontal, es decir, que la persona mantiene su cargo y nivel de responsabilidad pero se amplía la variabilidad de sus tareas, siempre manteniéndolas en el mismo rango de dificultad. Como consecuencia, el trabajo será más variado. Por su parte, el enriquecimiento del puesto de trabajo como tal plantea la idea de que se otorgará al trabajador o trabajadora un objetivo completo, de manera que es el propio empleado quien fija todos los pasos para conseguirlo, aumentando la sensación de control de la tarea. En este caso se otorga a la persona libertad plena para organizarse de la manera que mejor le parezca, lo que aumenta también su grado de responsabilidad.

La flexibilidad horaria es otro aspecto que va a repercutir positivamente sobre el bienestar de los trabajadores y trabajadores, ayudando a controlar los niveles de estrés. Si la persona tiene la posibilidad de adecuar sus horas de trabajo a su realidad personal y familiar, trabajará con mucho menos estrés, ya que sabe que puede compatibilizar su trabajo con el resto de aspectos de su vida, facilitando su conciliación y aumentando su productividad y salud.

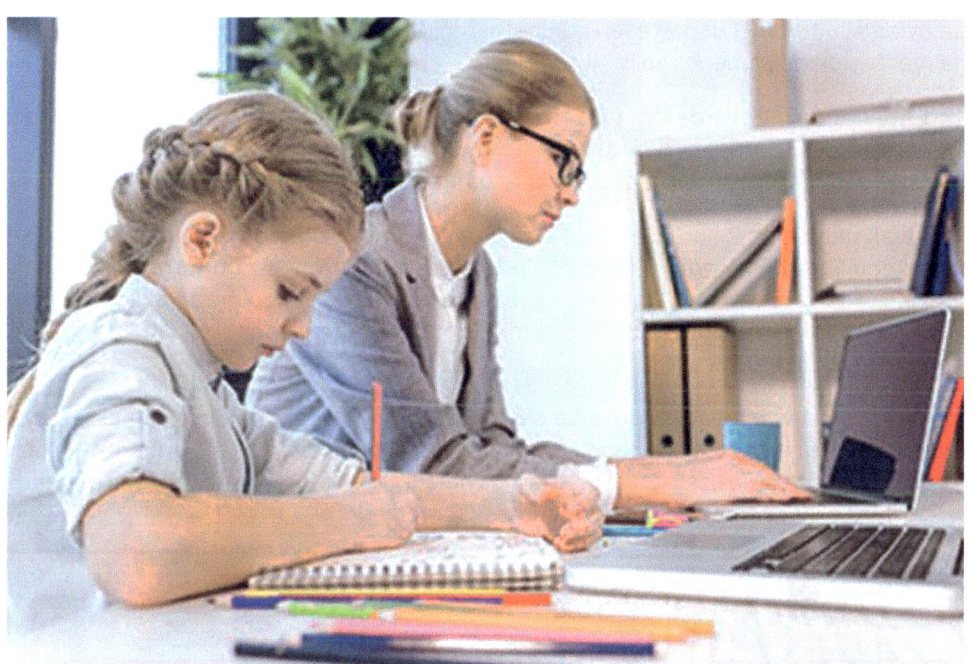

3. Mejora de hábitos

Establecer hábitos o rutinas a lo largo de nuestra jornada laboral mejorará tanto nuestro rendimiento como neutralizará posibles desencadenantes de estrés. Como ya hemos visto, la planificación de tareas y la organización del tiempo contribuyen a mejorar nuestra ejecución y permiten controlar los niveles de estrés al tener el control sobre las tareas. De igual modo es importante establecer como hábito los descansos durante la jornada laboral. La falta de descanso durante el trabajo puede generar altos niveles de estrés.

Un descanso apropiado fuera del trabajo actuará como factor protector frente al estrés laboral. Es importante dormir las horas necesarias. Se recomienda que el tiempo de sueño sean unas siete u ocho horas diarias, manteniendo un horario para acostarnos y levantarnos siempre a la misma hora. La postura para dormir también es importante. Se recomienda dormir de lado, flexionando las rodillas y manteniendo el cuello alineado con la columna vertebral. Otra opción sería dormir boca arriba. Por el contrario, dormir boca abajo sería la opción menos aconsejable.

Otro hábito recomendable es procurar disponer de actividades de ocio a lo largo de la semana, más allá del fin de semana. Esto permitirá que el trabajo se afronte con mayor energía y mejor predisposición. Se pueden incluir a lo largo de la semana momentos para el deporte, para la vida social o familiar o para la realización de alguna actividad cultural. El deporte, en concreto, mejorará nuestra salud física y mental con la realización de al menos 30 minutos al día.

La hidratación es otro elemento al que debemos atender. Para asegurarnos de beber los suficientes líquidos podemos contar con una botella en nuestro lugar de trabajo o fijarnos una rutina estableciendo momentos en los que beber un vaso a lo largo del día.

La alimentación saludable también actuará como protector frente al estrés. Una dieta equilibrada mejorará nuestra salud y nuestra energía. Es importante planificar las comidas de la semana, especialmente si se debe comer en el trabajo. La organización previa impedirá que acabemos comiendo cosas poco saludables o mantengamos una dieta poco equilibrada.

A nivel social, la relación positiva de cooperación y entendimiento con el resto de personal de la empresa, ya sean compañeros o superiores, actúa a modo de factor protector contra el estrés. La organización debe atender a este aspecto, permitiendo y alentando las relaciones positivas entre sus trabajadores.

4. Educación postural

4.1. Mantener una postura adecuada

El estrés y las propias características del trabajo desempeñado pueden suponer dolencias y malestar a nivel muscular. Mantener una postura adecuada durante la jornada laboral ayudará en gran medida a mejorar la salud y reducir posibles manifestaciones de estrés.

Cabe señalar que llevar una vida activa y practicar algún tipo de ejercicio de forma regular ayudará a fortalecer la musculatura, previniendo posibles afecciones. Pasear, nadar o hacer deportes como el pilates será beneficioso para la salud general.

- •   Posturas de mesa ajustables en altura

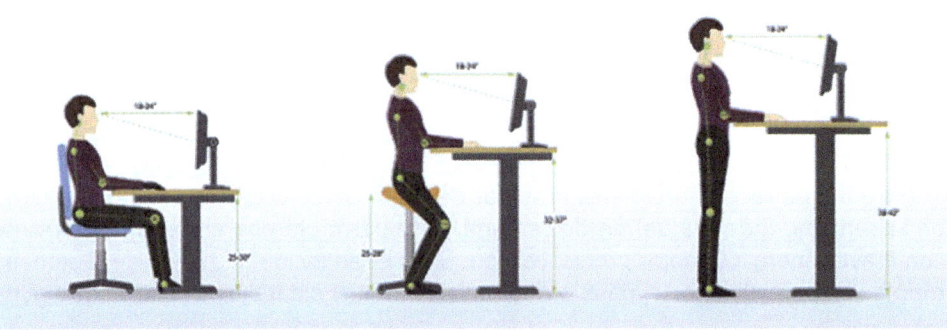

Por otra parte, debemos atender a la postura que mantenemos en el puesto de trabajo. Si el trabajo se realiza sentado, el asiento debería permitir su oscilación adelante y atrás, incluir reposabrazos y dejar que los pies se posen sobre el suelo, formando un ángulo recto con las piernas. Si no se llega al suelo, puede emplearse un reposapiés lo suficientemente grande como para permitir el apoyo de todo el pie. Igualmente la mesa de trabajo debería permitir el movimiento de las piernas bajo ella. Se debe procurar mantener una postura recta, colocando los codos en un ángulo de 90⁰. También es importante levantarse y moverse siempre que sea posible. Si alguna de las tareas a realizar puede realizarse de pie, es preferible optar por esta opción. Es imprescindible levantarse, mover las piernas y reactivar la circulación de la sangre. Una mala postura en el trabajo puede conllevar lesiones y contracturas. Cada media hora aproximadamente convendría cambiar de postura, caminar un poco o hacer estiramientos.

Si el trabajo se realiza de pie conviene que la postura permita una separación de las piernas a la altura de las caderas, cambiando el peso entre ambas piernas con el fin de relajar la musculatura.

En caso de que aparezca tensión en los músculos a consecuencia del estrés o de una mala postura corporal, podemos llevar a cabo una técnica de relajación progresiva diseñada por Jacobson que tiene como objetivo el control de la propia activación excesiva junto con la distensión de los músculos. La relajación progresiva de Jacobson tiene como objetivo alcanzar una relajación muscular profunda. La forma de trabajo consiste en la identificación de la tensión muscular y en ejercicios de tensión y relajación de las distintas partes del cuerpo.

Este entrenamiento se fundamenta en la idea de que la ansiedad o el estrés provocan tensión muscular como consecuencia de los pensamientos y conductas que se desencadenan en la respuesta. A su vez, la sensación de tensión muscular incrementará la sensación subjetiva de ansiedad. El fundamento es, por tanto, conseguir alcanzar un estado de relajación muscular incompatible con la sensación de ansiedad.

4.2. Proceso de entrenamiento y aprendizaje

La relajación progresiva requiere de un período de entrenamiento para llevarse a cabo de forma correcta y que resulte beneficiosa. Esta práctica debe llevarse a cabo en una habitación tranquila y silenciosa, con poca luz y que resulte agradable a los sentidos. El lugar ideal para sentarse es aquel que permita a la persona apoyar la espalda y la nuca y estirar cómodamente las piernas, como un sillón o un sofá. La postura idónea sería sentada apoyando la cabeza y la espalda sobre la superficie de la silla, sillón o sofá utilizado, con los pies posados sobre el suelo y los brazos descansando sobre los muslos con las palmas hacia abajo o bien colocados sobre el reposabrazos. Una alternativa a esta posición es llevar a cabo el entrenamiento tumbado, asegurando que todo el cuerpo está apoyado sobre una superficie dura y manteniendo la cabeza algo más elevada que el resto del cuerpo. Otra opción más es la denominada "postura del cochero", en la cual se estaría sentado con el cuerpo ligeramente inclinado hacia delante, apoyando la cabeza sobre el pecho y manteniendo los brazos apoyados sobre las piernas.

También debe tenerse en cuenta la ropa con la que se va a practicar, eligiendo ropa cómoda, no ajustada y evitando cualquier objeto o complemento que dificulte la movilidad o resulte opresivo, como cinturones, relojes, joyas o incluso gafas y lentillas. Por supuesto, también deben tratar de prevenirse y evitarse las interrupciones externas, por lo que puede apagarse el móvil y aclarar cualquier duda antes de comenzar la sesión.

En esencia la técnica consiste en tensar y relajar una serie de grupos musculares atendiendo a las sensaciones de tensión y relajación que se producen durante el proceso. De esta manera se aprende a distinguir la tensión producida en tu cuerpo y podrás remediarla. Generar tensión de forma voluntaria en cada parte del cuerpo y estudiar las sensaciones que provoca ayudará a detectar esa tensión cuando aparezca durante un episodio de estrés. Con la práctica, el individuo será capaz de relajar su cuerpo y así rebajar su ansiedad cuando esta se produzca en el entorno de trabajo.

El proceso de entrenamiento y aprendizaje es el siguiente:

A)   Entrenamiento y aprendizaje

- Tensar el grupo muscular correspondiente.

- Centrar la atención sobre ese grupo muscular, tratando de sentir los músculos implicados, la tensión en ellos, si están duros o tirantes, etcétera. Este paso no debe durar más de cinco o diez segundos.

- Relajar el grupo muscular que estaba en tensión.

- Centrar la atención sobre ese grupo muscular relajado. Se debe tratar de relajar todo lo posible, atendiendo a las diferencias de sensaciones respecto al momento de tensión. Deberá concentrarse en las sensaciones de relajación de los músculos durante unos treinta o cuarenta y cinco segundos.

- Repetición de la secuencia, aumentando el tiempo dedicado a la relajación hasta un minuto.

B)   Grupos musculares

Extremidades superiores:

1.   Mano y antebrazo dominante: apretar el puño dominante.

2.   Brazo dominante: apretar el codo dominante contra el reposabrazos.

3.   Mano y antebrazo no dominante: apretar el puño no dominante.

4.   Brazo no dominante: apretar el codo no dominante contra el reposabrazos.

Cabeza y cuello:

5.   Frente: levantar las cejas.

6.   Ojos y nariz: apretar los párpados y arrugar la nariz.

7.   Boca: apretar los dientes, los labios y la lengua contra el paladar.

8.   Cuello: empujar la barbilla contra el pecho y evitar que llegue a tocarlo.

Tronco:

9.   Hombros, pecho y espalda: echar los hombros hacia atrás intentando que los omóplatos se toquen.

10.   Estómago: encoger el estómago como si fueran a golpearlo.

Extremidades inferiores:

11.   Muslo dominante: apretar el muslo dominante contra el sillón.

12.   Pierna dominante: doblar los dedos del pie dominante hacia arriba.

13.   Pie dominante: doblar los dedos del pie dominante hacia adentro y curvar el pie.

14.   Muslo no dominante: apretar el muslo no dominante contra el sillón.

15.   Pierna no dominante: doblar los dedos del pie no dominante hacia arriba.

16.   Pie no dominante: doblar los dedos del pie no dominante hacia adentro y curvar el pie.

Durante la realización de los ejercicios de tronco y extremidades inferiores, se añadirá, además, la consigna de inspirar profundamente y contener la respiración durante la tensión y la de soltar el aire y respirar despacio y rítmicamente durante la relajación. El sujeto debe tratar de que en cada proceso de exhalación aumente la relajación. Se aprenderá de esta forma a asociar la exhalación con la relajación.

Durante las primeras sesiones de entrenamiento se lleva a cabo el procedimiento completo, para después ir reduciendo el tiempo necesario, ya que el objetivo final es conseguir la relajación sin necesidad de llevar a cabo la tensión.

5.   Utilización eficiente de los medios tecnológicos (herramientas de trabajo)

El avance de la tecnología ha permitido incluir mejoras en el entorno laboral. El teletrabajo, por ejemplo, mejora la conciliación familiar, social y laboral, influyendo negativamente sobre el estrés. La tecnología también aporta otras herramientas que permiten la automatización de algunas tareas, facilitando el trabajo.

Sin embargo, debe preverse la posibilidad de que aparezcan algunos problemas. Por ejemplo, será necesario atender a la posibilidad de aparición de brecha digital en aquellos trabajadores no acostumbrados a las herramientas de trabajo más tecnológicas. En este caso, la tecnología podría suponer una gran fuente de estrés, por lo que es necesario formar a los empleados en su uso adecuado y eficiente.

Otro aspecto que puede ser causa de estrés es la dependencia de los medios electrónicos y la falta de desconexión digital. Poder acceder al correo electrónico del trabajo desde cualquier lugar y en cualquier momento, por ejemplo, puede ser también fuente de estrés.

Desde una perspectiva más operativa, debemos tener en cuenta que si se utiliza un monitor de ordenador para trabajar, la parte más alta del mismo debería coincidir con la altura de los ojos. Debemos asegurarnos además de que no se produzcan reflejos sobre la pantalla. El monitor debe situarse frente a la persona y a una distancia de unos cuarenta centímetros. Para evitar el cansancio, debería apartarse la vista de la pantalla cada cinco minutos, aproximadamente. El cambio del brillo y del contraste de la imagen cada cierto tiempo puede prevenir también la fatiga visual. El teclado debe permanecer a unos diez centímetros del borde de la mesa, lo que permitirá descansar los antebrazos en el espacio libre y utilizarlo sin necesidad de flexionar las muñecas. El brazo y la muñeca deberían permanecer alineados.

Se debe tener precaución también al usar dispositivos móviles, ya que la inclinación de la cabeza puede dañar la espalda y el cuello. La mejor opción en este caso es mantener el dispositivo a la altura del pecho.

Para evitar o combatir la fatiga visual que puede generar el uso continuado de pantallas, podemos poner en práctica los siguientes ejercicios:

▶ **Parpadear de forma intencionada:** se debe parpadear, mantener los ojos cerrados durante medio segundo y volver a abrirlos. Debe repetirse el proceso unas 20 veces.

▶ **Movimiento circular:** sentados con la espalda recta y sin mover la cabeza, se dirigirá la mirada hacia la derecha, para después desplazarla hacia el techo, la izquierda y abajo. Se debería repetir varias veces, cambiando el sentido del giro.

▶ **Distintos enfoques:** se trata de cambiar el enfoque de la vista. Podemos situar un dedo a la altura de nuestros ojos, separado de nuestro cuerpo. A partir de ahí alternaremos la fijación de la vista en el dedo con el enfoque en otro objeto más lejano.

▶ **Taparse los ojos:** las palmas de las manos deben colocarse sobre los ojos, de modo que los dedos se toquen en la frente y no se llegue a presionar el ojo. Nos mantendremos en esa oscuridad, respirando profundamente alrededor de un minuto.

6. Entrenamiento en respiración

6.1. La importancia de la respiración

Como dice Labrador, un control adecuado de nuestra respiración es una de las estrategias más sencillas para hacer frente a las situaciones de estrés y manejar los aumentos en la activación fisiológica producidos por estas.

La respiración adecuada es fundamental para el funcionamiento del organismo y reducir los niveles de estrés y ansiedad. Si la cantidad de aire que llega a los pulmones no es la suficiente, la cantidad de oxígeno tampoco lo será, la sangre no se purificará de forma adecuada y las células de deshecho no eliminadas irrumpen en el organismo. La sangre que no ha sido oxigenada suficientemente propiciará mayor estado de ansiedad, depresión y fatiga.

Teniendo esto en cuenta, las técnicas de relajación se dirigen a entrenar el control voluntario de la respiración, con el objetivo de acabar por automatizarlo y conseguir mantenerlo en niveles apropiados ante situaciones que generen estrés o ansiedad. Son técnicas sencillas tanto en su aprendizaje como en su puesta en marcha.

Adoptar un mecanismo de respiración completa y profunda es terapéutico en sí mismo al incidir sobre el sistema nervioso autónomo. Además, estas técnicas pueden ser de utilidad desde una perspectiva cognitiva, ya que mantener la atención en la respiración puede hacer que la concentración en el problema disminuya y se desvíe el foco atencional de pensamientos negativos u obsesivos.

6.2. Ejercicios para controlar la respiración

Labrador plantea un programa estructurado en seis ejercicios de dificultad creciente para aprender a controlar la respiración. Es importante realizar el entrenamiento en unas condiciones adecuadas, asegurando un espacio tranquilo y una posición cómoda. Cada ejercicio se realizará durante un periodo de tiempo de dos a cuatro minutos, tras los cuales se tomará el mismo tiempo para descansar y respirar de forma natural. Cada ciclo completo se repetirá como mínimo tres o cuatro veces, pudiendo ser más si el sujeto no ha adquirido la técnica tras ese número de repeticiones. Los ejercicios que propone son los siguientes:

▶ **Primer ejercicio: inspiración abdominal.**

Se trata de dirigir el aire a la parte de abajo de los pulmones. Para conseguirlo, se indica que hay que colocar una de las manos encima del vientre, por encima del ombligo, y la otra en el estómago.

▶ **Segundo ejercicio: inspiración abdominal y ventral.**

Se pretende ser capaces de dirigir el aire que se inspira a la parte inferior y media de los pulmones. Para ello, se llevará a cabo el ejercicio anterior asegurando que el aire llegue, además de a la parte inferior, a la parte media. Si el ejercicio se está realizando de forma correcta, deberá notarse primero el movimiento producido por el aire en la mano situada en el abdomen y después en la colocada en el vientre.

▶ **Tercer ejercicio: inspiración abdominal, ventral y costal.**

Se pretende conseguir en este punto una inspiración completa. Siguiendo en la postura utilizada en los ejercicios anteriores, se debe realizar la respiración en tres tiempos: primero se llenará de aire la zona del abdomen, en segundo lugar se llenará la zona del estómago y, por último, la zona del pecho.

▶ **Cuarto ejercicio: espiración.**

El objetivo es conseguir una respiración más completa y regular. En este ejercicio, y tras realizar la inspiración descrita en el tercer ejercicio, se realizará una espiración de la siguiente manera: con los labios bastante cerrados se expulsará el aire, que generará un breve resoplido al salir. Esto permitirá que la espiración sea pausada y controlada. Se debe elevar ligeramente la posición de los hombros al expulsar el aire para ayudar a que salga el aire alojado en la parte superior de los pulmones. Hay que tener en cuenta que el sonido que produce el aire al salir puede servir de indicativo de la realización correcta o no del ejercicio.

▶ **Quinto ejercicio: ritmo inspiración-espiración.**

En esta fase se pretende adquirir una correcta alternancia respiratoria a través de la inspiración y espiración completa. Se realizará la inspiración entrenada hasta ahora, pero en un solo tiempo en lugar de en tres. La espiración se produce de forma similar al ejercicio anterior pero tratando de hacerla más silenciosa.

▶ **Sexto ejercicio: sobregeneralización.**

El objetivo final del entrenamiento es su aplicación a las situaciones cotidianas que puedan producir tensión o estrés. Para conseguirlo, se van introduciendo modificaciones en las condiciones de la práctica. En primer lugar se cambia la posición de la práctica. Después se alteran otras condiciones como tener los ojos abiertos o tener que realizar una tarea simultánea. En última instancia se incide sobre las condiciones ambientales, incluyendo ruidos o la presencia de otros. Esta sobregeneralización debe llevarse a cabo de forma progresiva, aumentando poco a poco su dificultad.

Una vez finalizado el entrenamiento, los ejercicios deberán integrarse en el día a día.

6.3. Técnicas beneficiosas de respiración

Por su parte, **Davis, McKay y Eshelman** proponen cuatro técnicas de respiración útiles para reducir la ansiedad, el estrés y la tensión muscular:

- **Respiración profunda.**

  El sujeto debe colocarse tumbado en el suelo, con las rodillas dobladas y los pies un poco separados. Se debe asegurar que la columna vertebral se mantenga recta. Las manos se colocarán una sobre el abdomen y la otra sobre el tórax.

  El proceso comienza cogiendo aire por la nariz hasta que llegue al abdomen. Después se inhala aire por la nariz y se exhala por la boca provocando un ruido suave y relajante. Este método de respiración es útil siempre que se experimente tensión.

- **Respiración natural completa.**

  La persona debe colocarse en una postura de reposo cómoda.

  Se comienza respirando aire por la nariz. Al tomar el aire, debe llenarse primero la parte baja de los pulmones, generando una presión sobre el abdomen que lo empuje hacia afuera. En el siguiente paso debe llenarse la parte media de los pulmones a la par que la parte inferior del tórax y las últimas costillas se expanden sutilmente. Finalmente debe llenarse la parte superior de los pulmones mientras el pecho se eleva ligeramente y el abdomen se mete hacia adentro. Los tres pasos deberían poder realizarse en una sola inhalación suave y continuada. Realizada la inspiración, debe mantenerse la respiración unos segundos y soltar el aire despacio, dejando que el abdomen y el tórax se relajen.

- **Respiración mediante suspiro.**

  El sujeto puede permanecer de pie o sentado.

  La técnica consiste en suspirar profundamente, mientras se emite un sonido de profundo alivio a la vez que el aire sale de sus pulmones. Esta estrategia puede utilizarse siempre que se encuentre en tensión.

- **Respiración purificante.**

  La persona debe buscar una posición cómoda.

47

En primer lugar debe producirse una respiración completa, manteniendo la inspiración durante unos segundos para después expulsar el aire de manera lenta con soplos pequeños y fuertes.

7. Herramientas de mejora de la atención y la concentración

Es importante que seamos capaces de generar espacios o tiempos más o menos largos sin ninguna interrupción externa. Esto incluye no atender correos electrónicos, no mirar nuestro teléfono ni conversar con otros compañeros. Si conseguimos crear estos espacios de tiempo libres de distracciones, nuestra capacidad de atención y concentración aumentará significativamente. La ausencia de distracciones y la concentración en una sola tarea facilitará que nuestra atención se centre únicamente sobre ella.

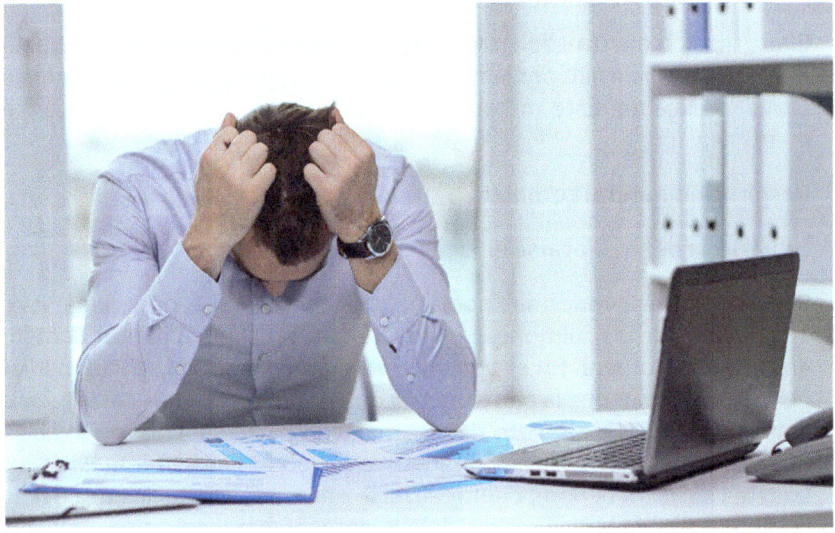

En muchas ocasiones los altos niveles de estrés afectan de forma negativa sobre la atención y la concentración. Los pensamientos intrusivos y las preocupaciones excesivas provocan que sea más complicado fijar la atención sobre las tareas concretas a realizar.

7.1. Detención del pensamiento

Si los problemas de atención y concentración se derivan de la incapacidad de dirigir la atención hacia el trabajo debido a que la mente se halla repleta de pensamientos no deseados ("no voy a terminar a tiempo", "aún me queda muchísimo por hacer", "mi trabajo no se valora"...) se puede poner en práctica la **técnica de detención del pensamiento**.

El procedimiento se lleva a cabo a través de dos procesos: en primer lugar se interrumpe el flujo de pensamiento no deseado, y en segundo lugar se sustituye este pensamiento, generando una imagen o escena que complique la aparición del pensamiento de nuevo.

La detención comienza habitualmente utilizando un estímulo externo, como por ejemplo gritar "basta", dar una palmada o hacer un ruido. El estímulo debe ser lo suficientemente intenso como para captar la atención del sujeto e interrumpir los pensamientos previos. Se trata de una forma de huir de los pensamientos intrusivos cambiando el foco atencional. Esta estrategia genera que el sujeto sienta un mayor control sobre sus pensamientos. La técnica requiere de entrenamiento previo, por lo que es conveniente su práctica fuera del trabajo. Para ello, debe evocarse alguno de los pensamientos relacionados con los momentos de estrés. Cuando se genere el pensamiento o idea habremos de detenerlo, para lo que podemos gritar "alto", "basta" o algo similar. Como complemento, podemos tratar de visualizar una escena que nos genere tranquilidad. Conforme avance nuestra práctica podremos sustituir estas palabras por algo que podamos emplear en el entorno laboral, como tirar de una goma que llevemos en la muñeca o apretarnos la mano, por ejemplo.

7.2. Reestructuración cognitiva

Si la falta de atención o concentración tiene su base en la existencia de pensamientos distorsionados, podemos poner en práctica una **técnica de reestructuración cognitiva**. Estos pensamientos distorsionados pueden ser del tipo: "lo voy a hacer fatal y voy a quedar en evidencia", "si no se cumple el objetivo de la empresa la culpa es mía", "el jefe me ha pedido que haga esto, seguro que está enfadado por no haberlo hecho antes", etcétera.

La reestructuración cognitiva implica tomar estos pensamientos y buscar una alternativa más realista y positiva para los mismos. Esto nos ayudará a afrontar el trabajo de manera más positiva y a reducir los niveles de estrés, a la par que mejorará nuestra capacidad de atención y concentración.

En primer lugar se deben analizar y determinar aquellos pensamientos que están ocupando nuestra atención. A continuación, estos pensamientos se someten a lo que se denomina "prueba de realidad", es decir, buscaremos argumentos realistas que sostengan o desechen esas ideas. Si las pruebas o la evidencia no sostienen nuestro pensamiento irracional, podremos sustituirlo por otro más ajustado que no genere estrés.

8. Ejercicios de higiene laboral en el puesto de trabajo

 El concepto de higiene laboral hace referencia a todas aquellas normas y procedimientos que se ponen en marcha en la empresa u organización con el fin de procurar la integridad física y mental de los empleados.

La organización debe atender a los posibles factores ambientales que puedan dañar de alguna manera la salud de los trabajadores y prevenir su aparición. Deben establecerse protocolos de salud y seguridad, adecuados al tipo de trabajo y a los posibles contaminantes o peligros a que pueda exponerse el individuo en su puesto de trabajo. Deben procurarse asimismo unas condiciones higiénicas adecuadas.

 Implementar y seguir unos correctos hábitos de higiene en el trabajo propiciará una menor aparición de enfermedades, reducirá los accidentes laborales, mejorará el bienestar y la salud de los trabajadores y afectará positivamente sobre el rendimiento y la productividad.

Aquí tienes algunas pautas a seguir para mejorar la higiene laboral.

▶ Lavarse las manos de forma adecuada y periódicamente, especialmente después de ir al lavabo, antes de comer o tras haber manipulado algún elemento externo.

▶ Limpiar el puesto de trabajo en profundidad varias veces a la semana.

▶ Mantener el ordenador, teclado y ratón limpios.

▶ Procurar retirar todos aquellos papeles o desperdicios inservibles del lugar de trabajo, para evitar el desorden y la acumulación de polvo y suciedad.

▶ Comer en un lugar destinado para ello, no hacerlo en el puesto de trabajo.

▶ Si se requiere el uso de uniforme de trabajo, este debe ser apropiado en talla y estar en buen estado.

▶ Revisar periódicamente que los equipos de trabajo se hallen en buen estado.

▶ Mantener despejadas todas las salidas de emergencia, así como no obstaculizar los lugares de paso como pasillos.

▶ No realizar sobreesfuerzos físicos o musculares, así como evitar posturas potencialmente dañinas para la salud.

▶ Atender a las fechas de uso o caducidad de los productos a utilizar.

▶ Cumplir con las recomendaciones en cuanto a la temperatura. En cuanto a la temperatura y atendiendo al Real Decreto 485/1997, la temperatura en las oficinas debe conservarse en una franja entre los 17º y los 27º. La recomendación es mantenerla entre los 17º y los 24º durante el invierno y entre los 23º y los 27º durante el verano.

▶ Mantener una iluminación adecuada. El lugar de trabajo debe disponer de suficiente luz general, ya sea natural o artificial, y de un foco directo sobre el sitio concreto de trabajo para realizar aquellas tareas que requieran una mayor precisión. La iluminación adecuada ayudará a que aparezcan en menor medida las cefaleas y la fatiga visual. La orientación de la luz también es importante: para los diestros, lo ideal es que la luz penetre desde el lado izquierdo, mientras que para los zurdos es preferible que se encuentre a la derecha.

▶ Contar con una mesa de trabajo. Debe ser acorde a la estatura del trabajador, de modo que no sea necesario agacharse ni estirarse para alcanzarla cómodamente.

▶ Mantener un entorno de orden. En el caso de la mesa de trabajo, los utensilios o elementos que se vayan a emplear deben encontrarse a una distancia próxima y cercana. Si se utilizan documentos en papel, conviene que sean susceptibles de leerse sin tener que acercarse ni flexionar la espalda. Si se necesita atender al papel y a la pantalla, el escrito debe situarse entre el teclado y el monitor. El ratón también debe disponerse cerca de la mano.

▶ Avisar de cualquier desperfecto o peligro que se detecte.

▶ Utilizar los equipos de protección individual necesarios para la tarea.

 El estrés laboral ocurre como resultado de la incapacidad de la persona para cumplir con éxito las demandas exigidas en su entorno de trabajo.

Los factores susceptibles de provocar estrés laboral pueden ser intrínsecos al propio trabajo, derivar del desempeño de roles, ser causa de las relaciones interpersonales establecidas, generarse por la posibilidad o imposibilidad de desarrollo de carrera, provenir del tipo de estructura o el clima organizacional de la entidad o tener su origen en factores individuales ajenos a la organización.

Para prevenir el estrés laboral o paliarlo si ya ha aparecido se pueden llevar a cabo algunas rutinas y aprender algunas técnicas que nos ayudarán a manejarlo. Así, las técnicas de relajación y respiración, los instrumentos para mejorar la atención y la concentración, el establecimiento de hábitos saludables, la mejora de la postura durante el trabajo, el modo en que usamos la tecnología, disponer de medidas de higiene laboral adecuadas y diseñar una planificación eficiente del tiempo son factores que actuarán como protección frente al estrés.

UNIDAD DIDÁCTICA 3

Análisis del síndrome burnout

Contenido & Objetivos

Introducción

1. Factores desencadenantes del síndrome

2. Evolución del síndrome *burnout*

3. Principales efectos

4. Efectos en el trabajo

5. Efectos en la actividad laboral

6. Prevenir el síndrome

7. Actuación ante un posible *burnout*

Los **objetivos** de esta unidad son:

1. Conocer qué es el síndrome de quemarse por el trabajo.

2. Aprender cuáles son los desencadenantes sociales, físi-cos, interpersonales, tecnológicos, individuales y aquellos relacionados con las propias características del puesto de trabajo y su contenido.

3. Entender cómo se forma y cómo se desarrolla el *burnout*.

4. Identificar los efectos que provoca tanto en la persona como en la organización.

5. Aprender acerca de las profesiones con mayor incidencia.

6. Disponer de herramientas orientadas a la prevención y a la actuación ante un caso de *burnout*.

Introducción

El *burnout* o síndrome de quemarse por el trabajo es la manifestación de un grado de estrés exagerado que acontece vinculado a las profesiones de servicios, es decir, aquellas donde los trabajadores deben prestar ayuda a otros.

El entorno laboral, las características del trabajo, el contenido de las tareas a realizar, las relaciones sociales que se establecen e incluso las propias particularidades del empleado van a facilitar o dificultar la aparición vde esta afección.

Como consecuencia, se alterarán de forma significativa la salud, las actitudes, el comportamiento y el desempeño de la persona, suponiendo consecuencias negativas tanto para el trabajador como para la empresa y los usuarios del servicio.

Es un fenómeno que conlleva efectos muy poco deseables, por lo que debemos tenerlo en cuenta para prevenir su aparición o intervenir, en su caso.

1. Factores desencadenantes del síndrome

1.1. Introducción

El término *burnout* o síndrome de estar quemado por el trabajo se acuñó en Estados Unidos para hacer referencia a la pérdida de calidad en la atención y cuidados profesionales brindados a los usuarios, clientes o pacientes en aquellas profesiones dedicadas al sector servicios. El estrés laboral cronificado a que están expuestos estos empleados acaba por generar esta afección, que se caracteriza por la despersonalización (actitudes y comportamientos negativos hacia las personas que precisan su atención), la falta de realización personal en el trabajo y la percepción interna de encontrarse emocionalmente agotado.

A lo largo de la historia el *burnout* ha sido definido incidiendo sobre diferentes variables: Maslach y Pines hablaron de este síndrome como un agotamiento físico y emocional que conlleva la aparición de actitudes negativas hacia el trabajo, pobre autoconcepto y pérdida de interés por los clientes, siendo más común en aquellas profesiones de servicio como médicos, profesores o asistentes sociales.

Por su parte, Maslach y Jackson lo definen como un síndrome de agotamiento emocional que se acompaña por cinismo y que suele afectar a aquellos trabajadores cuyo empleo se orienta hacia las personas, tratando temas personales y confidenciales bajo un estado de estrés cronificado en el tiempo. Para Edelwich y Brodsky se trata de una pérdida de idealismo, energía y deseo por alcanzar los objetivos como consecuencia de las propias condiciones de trabajo. Según Pines y Kafry, se trata de un estado de agotamiento mental, emocional y físico propiciado por un periodo de estrés emocional crónico que es a su vez consecuencia de una implicación excesiva hacia las personas objeto del trabajo durante un largo lapso de tiempo.

En el contexto de esta afección, el término "cliente" se utiliza para designar a aquellas personas con las que se trata a nivel profesional ajenas a la propia organización. Son los individuos receptores del propio trabajo, como los pacientes de un médico o los alumnos y alumnas de un profesor.

El *burnout* o síndrome de estar quemado se desencadena, por tanto, a partir de una situación de estrés laboral que ha sido sostenida en el tiempo durante demasiado tiempo. Como resultado de esta exposición duradera al estrés, la persona desarrolla emociones, pensamientos y actitudes negativas ante el trabajo, el entorno laboral y las personas con las que tiene que tratar en él.

Es precisamente en aquellos trabajos consistentes en brindar ayuda a otros donde en mayor medida aparece este síndrome. El contacto cotidiano y prolongado en el tiempo con personas que requieren su atención y ayuda va a ser uno de los factores que pueden terminar por provocar *burnout*.

Según Maslach, el *burnout* se genera como consecuencia de la falta de preparación de los profesionales de ayuda para afrontar el estrés emocional derivado de su trabajo, lo que genera en consecuencia una pérdida de compromiso hacia su empleo.

El principal desencadenante del proceso se fundamenta en las relaciones interpersonales que conlleva el puesto de trabajo. Los clientes con los que se suele tratar en estos casos son personas que requieren de ayuda para resolver sus problemas, o bien son en sí mismas problemáticas o precisan de cualquier tipo de asistencia. Por consiguiente, los trabajadores que desempeñan empleos que precisan el contacto directo con otras personas tienen más posibilidades de sufrir este síndrome.

Trabajar con orientación hacia las personas convierte las relaciones interpersonales del entorno de trabajo en un potencial peligro. Estas relaciones suponen un riesgo para el trabajador por el posible deterioro psicosocial que puede acarrear.

Los desencadenantes en los que se fundamenta el desarrollo del *burnout* pueden ser de diferentes tipos, que veremos a continuación.

1.2. Desencadenantes de carácter social

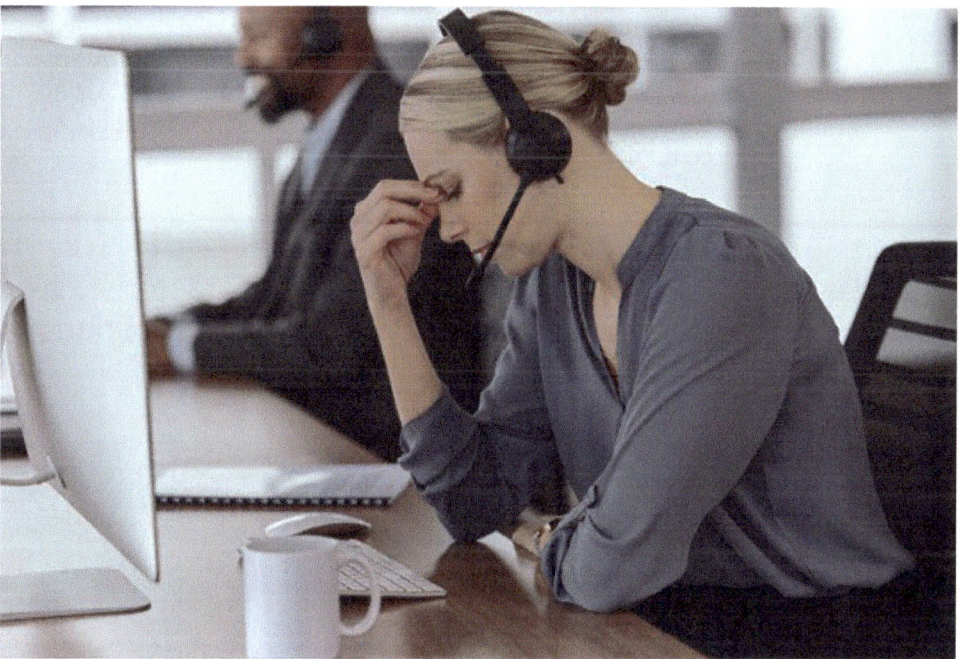

La transformación del mercado laboral y la evolución socioeconómica de la sociedad han propiciado el auge del sector servicios y la aparición de nuevos trabajos enfocados al contacto directo con los clientes. Además, se exige una mayor implicación emocional de los empleados, ya que la sociedad actual está enormemente orientada hacia el bienestar, la satisfacción individual y la mejora de la calidad de vida. En la actualidad la exigencia hacia los trabajadores del sector servicios es muy elevada, y se espera que aporten un servicio de mucha calidad. Esto unido a la mayor importancia que se otorga a las necesidades individuales en relación con las colectivas o las de las organizaciones, hace que este sector sea muy susceptible de desarrollar *burnout*.

Atendiendo a la propia interacción social de estos trabajos, las relaciones con los clientes generarán incertidumbre sobre los límites de dicha relación, aparecerá implicación afectiva, contagio emocional, falta de control sobre los resultados de la intervención, sensación de falta de equidad en cuanto al intercambio interpersonal y percepción de falta de apoyo social.

Cabe señalar también que en muchos casos la dotación de recursos humanos y materiales de las instituciones u organismos donde se desarrollan estas profesiones es escasa, lo que suma una fuente más de estrés laboral al sobrecargar las actividades diarias de los empleados.

Otro factor de estrés puede ser la heterogeneidad de los clientes. En estos entornos, sobre todo si son dependientes de la Administración, los profesionales deberán atender tanto a población local como extranjera, lo que puede implicar diferencias lingüísticas y culturales que también habrá que gestionar.

1.3. Desencadenantes relacionados con las características físicas de la organización y con el contenido del puesto de trabajo

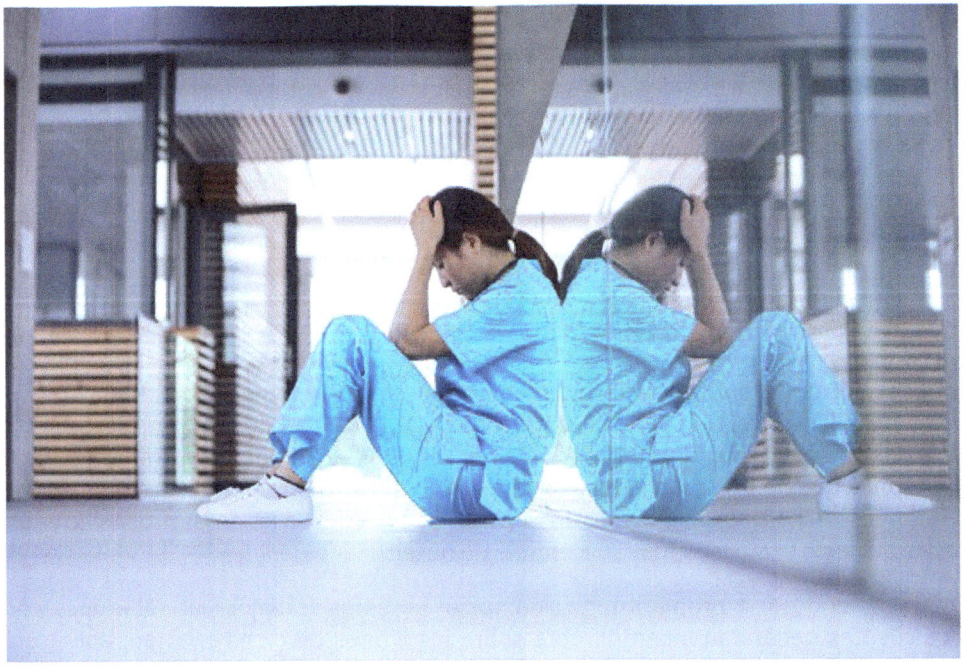

Factores ambientales y del entorno laboral pueden ser fuente de estrés laboral y pueden influir en un futuro desarrollo de *burnout*. A esta consideración hemos de tener en cuenta el ruido, especialmente si es intenso, incontrolable, difícil de predecir o muy frecuente. También influyen las vibraciones, la iluminación, la temperatura, las condiciones meteorológicas en las que se desarrolla el trabajo, las condiciones higiénicas, la exposición a agentes tóxicos o peligrosos y el espacio físico de trabajo.

El ruido en concreto aparece como un desencadenante en profesiones como la enfermería, donde aparece en forma de teléfonos, visitas o sistemas de monitorización de los pacientes.

El grado de confort que siente un trabajador también va a ser influyente. Una percepción de poco confort físico generará sentimientos de baja realización profesional.

Las características del puesto de trabajo también pueden desencadenar un problema de *burnout*. Serán elementos precipitantes los turnos nocturnos o rotatorios, los trabajos en los que se está expuesto a algún tipo de peligro y aquellos en los que la carga de trabajo es muy alta. La percepción de sobrecarga laboral es un factor de riesgo en todos los campos, y favorece el sentimiento de agotamiento emocional.

1.4. Desencadenantes interpersonales

El desempeño de un rol concreto dentro de la organización, las posibilidades de desarrollo de carrera y las relaciones interpersonales que se establecen pueden actuar como desencadenantes del síndrome de quemarse por el trabajo.

El estrés derivado del rol laboral puede deberse a la ambigüedad o al conflicto de rol. La ambigüedad de rol tiene que ver con la falta de información de la que dispone la persona acerca del trabajo que debe desempeñar. El conflicto de rol se produce cuando diferentes personas dentro de la organización esperan cosas diferentes de un mismo trabajador, cosas que son en sí mismas contradictorias, por lo que no se puede cumplir con las expectativas de todos. Estos problemas con respecto al rol provocan sentimientos de baja realización personal, agotamiento emocional y despersonalización.

A) Trabajadores de servicios

Los trabajadores de servicios deben, al mismo tiempo, estar orientados al usuario y a la organización, implicarse en el trabajo pero a la vez no dejar que le afecte. Estas ambivalencias son las que pueden ser peligrosas y desencadenar el *burnout*.

B) Relaciones interpersonales

En cuanto a las relaciones que se establecen con otras personas, ya se trate de compañeros, jefes, subordinados o los propios usuarios, se observa que aquellas relaciones formales, es decir, las que se establecen de forma obligatoria por el trabajo desempeñado, pueden generar agotamiento emocional. Por el contrario, aquellas relaciones que aparecen de forma informal en el trabajo pueden aumentar la percepción de realización personal. Asimismo, la falta de cohesión de grupo va a actuar como factor de riesgo del síndrome.

C)   Sensación de falta de seguridad

La sensación de falta de seguridad en el puesto de trabajo provocará agotamiento emocional. Por el contrario, la posibilidad de desarrollo de carrera y de ascenso ayudará a paliarlo.

D)   Percepción de equilibrio

La percepción de equilibrio entre lo que se aporta al trabajo y lo que se recibe de él también es importante. Si se siente que la relación está poco equilibrada, aumentarán los sentimientos de menor realización personal, mayor agotamiento emocional y el aumento de las actitudes de despersonalización.

1.5.   Desencadenantes relacionados con las nuevas tecnologías y con otros aspectos de la organización

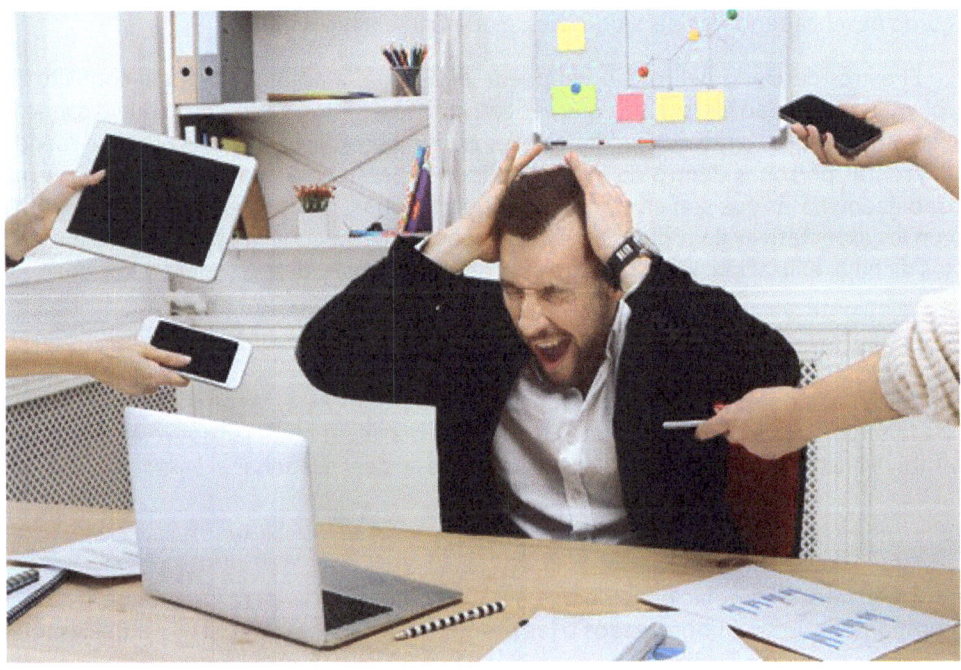

Las nuevas tecnologías pueden suponer una mejora del puesto de trabajo pero también ser una fuente de estrés. La necesidad de adaptación a las nuevas herramientas puede suponer un desencadenante del *burnout*. Serán variables influyentes a este respecto el grado de adaptación requerido, el ritmo de trabajo, las demandas de atención impuestas, el ambiente físico del puesto de trabajo, el aislamiento social y las disfunciones de rol.

Si el trabajo se vuelve puramente tecnológico es probable que aparezcan actitudes de despersonalización hacia los usuarios.

Por otra parte, la implantación de medidas tecnológicas en el trabajo puede ser beneficiosa o no en función de la organización social subyacente. Para que el desarrollo tecnológico no suponga un problema es necesario que los trabajadores sientan que han cubierto sus necesidades a nivel de relaciones sociales, sentimiento de pertenencia a un grupo y expectativa de desarrollo profesional.

 Atendiendo a la estructura que adopta la organización, aquellas muy jerarquizadas donde las decisiones se toman por miembros muy concretos de la misma pueden ser un desencadenante del síndrome. Junto con la falta de participación en la toma de decisiones, actuarán como posibles desencadenantes la falta de autonomía y la falta de apoyo social. El apoyo social tanto de superiores como de compañeros ayudará a mejorar la tensión emocional causada por el trabajo.

1.6. Desencadenantes individuales

Pueden ser factores desencadenantes del *burnout* aquellos que tienen que ver con la motivación para la ayuda, como el altruismo, la autoeficacia percibida o la idealización de la profesión en base a su componente prosocial. Para muchos de los profesionales del sector servicios la satisfacción inicial que podía aportar el trabajo era interna, en base a la recompensa propia que les generaba el propio trabajo. Con el paso del tiempo, el alto nivel de exigencia y el contacto prolongado con los demás harán que esto no sea suficiente.

 Así, las personas que tienen más posibilidades de sufrir el síndrome son aquellas más empáticas, sensibles, idealistas, altruistas, obsesivas y entusiastas. Por otra parte, las personas que tienen una personalidad más impaciente, que viven presas de la urgencia temporal, aquellas más competitivas u hostiles y las que se muestran excesivamente comprometidas con el trabajo, también tendrán más opciones de sufrir *burnout*.

A) Género

En cuanto al género, parece que no existen diferencias significativas en cuanto a la incidencia del *burnout*, si bien los estudios muestran mayores tasas de despersonalización en el caso de los varones.

B) Edad

Atendiendo a la edad, los mayores índices del síndrome aparecen en la franja de edad entre los 25 y los 40 años. Probablemente en una edad más temprana la motivación sea capaz de contrarrestar los efectos del *burnout* y, en una edad más avanzada, se habrán aprendido estrategias para hacer frente a los retos del entorno laboral. Ocurre de igual manera en función de la antigüedad en la empresa y en la propia profesión.

C) Locus de control

El *locus de control*, esto es, la tendencia de las personas a creer que lo que le sucede es consecuencia de sus propias acciones y decisiones (locus interno) o debido a elementos externos como las acciones de los demás o el azar (locus externo) también influirá. Así, las personas con un locus de control externo serán más proclives a desarrollar el síndrome.

2. Evolución del síndrome *burnout*

El *burnout* se desarrolla de forma progresiva. Puede evolucionar desde las alteraciones emocionales iniciales que se manifiestan con descontento e irritabilidad hasta llegar a mostrar reacciones más intensas, como estallidos emocionales.

Los síntomas específicos que se manifiesten, así como su evolución, variarán en función de cada persona, actuando como agentes mediadores las características de personalidad de cada persona y los estilos de afrontamiento de cada cual.

Algunos autores establecen que el síndrome se desarrolla a lo largo de cuatro fases. En un primer momento la persona mostraría entusiasmo, que se convertiría en un segundo momento en estancamiento o desánimo. En una tercera fase aparecería la frustración o la depresión y, finalmente, la apatía.

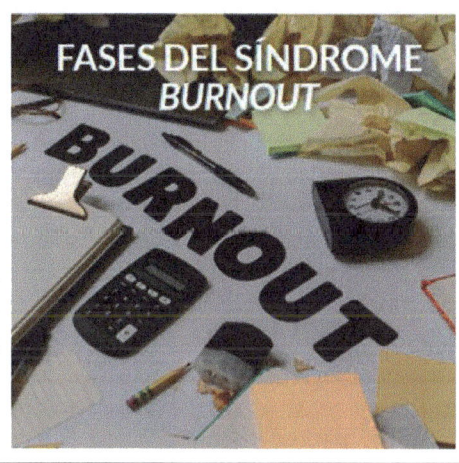

	Fase 1 Entusiasmo
	Fase 2 Estancamiento/desánimo
	Fase 3 Frustración/depresión
	Fase 4 Apatía/*burnout*

Fase 1. Entusiasmo

Cuando comenzamos en un nuevo trabajo o iniciamos un nuevo proyecto laboral es característico que aparezcan sentimientos de entusiasmo, alto grado de energía y ganas de participar y ser productivos. En esta primera etapa centramos nuestros esfuerzos en hacer un buen trabajo, y orientamos todos nuestros recursos para alcanzar el fin de conseguir el éxito. Para algunos, esta fase se mantendrá en el tiempo, pasando años acudiendo al trabajo con este entusiasmo, siendo capaces de manejar el estrés que genera y no avanzando hacia la siguiente fase. Si por el contrario, la energía desplegada para lograr adaptarse a las exigencias es muy elevada o no se consigue manejar los niveles de estrés, el trabajador o trabajadora avanzará a la siguiente fase.

Fase 2. Estancamiento / desánimo

Si el trabajo no cumple con nuestras propias expectativas acerca de cómo iba a ser, caeremos en el desánimo. Esta fase aparece de forma sutil, lentamente, produciéndose la pérdida de las expectativas y su consiguiente aumento de la desilusión. Así, tanto el entusiasmo inicial como los niveles de energía van cayendo. Como consecuencia, el empleado o empleada sentirá que está más cansado, convirtiéndose esta falta de energía en una fatiga arraigada que hace su aparición a diario. A su vez, se producirá un alejamiento del resto de personas con las que se trabaja, y se tratará de evitar trabajar todo lo posible. Aparecerán actitudes cínicas, sentimientos de tristeza y confusión y el replanteo de la propia capacidad y la duda acerca de la importancia de sus aportaciones a la organización. Este sería un buen momento para buscar soluciones y estrategias que nos ayuden a controlar los niveles de estrés. En caso de no hacerlo avanzaremos hacia un problema mayor.

Fase 3. Frustración / depresión

Llegados a este punto la fatiga pasa a ser agotamiento y los sentimientos de tristeza y confusión dan paso a la depresión. Pueden aparecer malas relaciones con la comida y dificultades para conciliar el sueño. También es habitual la falta de energía y la aparición de pensamientos negativos. Todo ello reduce la resistencia general del cuerpo, aumentando la vulnerabilidad hacia las enfermedades. Como resultado, la atención y la concentración disminuirán, siendo más complicada la realización del trabajo. Aparecerá un malestar general que se manifestará con cefaleas, dolor de cuello, espalda y hombros. Este estado puede afectar también al sistema cardiaco e incidir sobre la presión arterial. Es en este punto cuando la persona será más consciente de que tiene un problema.

Fase 4. Apatía / *burnout*

Llegados a este punto el sentimiento es de desesperación. La persona se encontrará mal tanto a nivel emocional como físico. Si las circunstancias no cambian y no se toman medidas el síndrome de estar quemado se arraigará en el empleado, generando cada vez más problemas en la persona. En este caso las opciones son cambiar de empleo o procurarse ayuda profesional orientada a controlar el estrés y mejorar la situación que se está viviendo.

Para otros, el *burnout* se entendería como un proceso de adaptación a las situaciones de estrés que se producen en el entorno laboral. Desde esta perspectiva, el síndrome avanzaría partiendo de una fase de desorientación que avanzaría hacia la inestabilidad emocional, el sentimiento de culpa, la soledad y la tristeza. Siguiendo este enfoque, llegados a este punto el sujeto pediría ayuda y con ello se restablecería el equilibrio inicial acaecido al inicio de la relación laboral.

3. Principales efectos

Los tres efectos más importantes que tiene el *burnout* son el agotamiento emocional, la despersonalización y la baja realización personal en el trabajo.

La falta de realización personal en el trabajo ocurre cuando los profesionales consideran su propio trabajo de forma negativa, generando valoraciones poco alentadoras sobre su propio trabajo. Esta autoevaluación perjudica su capacidad para realizar el trabajo y para mantener relaciones interpersonales con sus clientes. Una persona afectada por el síndrome de estar quemado por el trabajo se sentirá insatisfecha con el trabajo que está realizando y con los resultados laborales que está consiguiendo.

El trabajador o trabajadora se sentirá agotado a nivel emocional, de manera que tiene la percepción de que va a ser incapaz de implicarse más en el nivel afectivo. Es un sentimiento de falta de energía para hacer frente a los requerimientos de los clientes o personas con los que ha de relacionarse o a los que ha de prestar su ayuda.

Como consecuencia de este sentimiento de agotamiento y falta de energía, el empleado terminará por despersonalizar a sus clientes, cambiando su forma de verlos a una perspectiva menos humanizada y empática, pudiendo llegar a culpabilizar a estas personas de sus propios problemas y disponiendo una barrera emocional entre ambos. Por ejemplo, un profesional sanitario podría pensar que su paciente se merece estar enfermo, o un psicólogo de prisiones considerar que al preso le está bien empleada su condena.

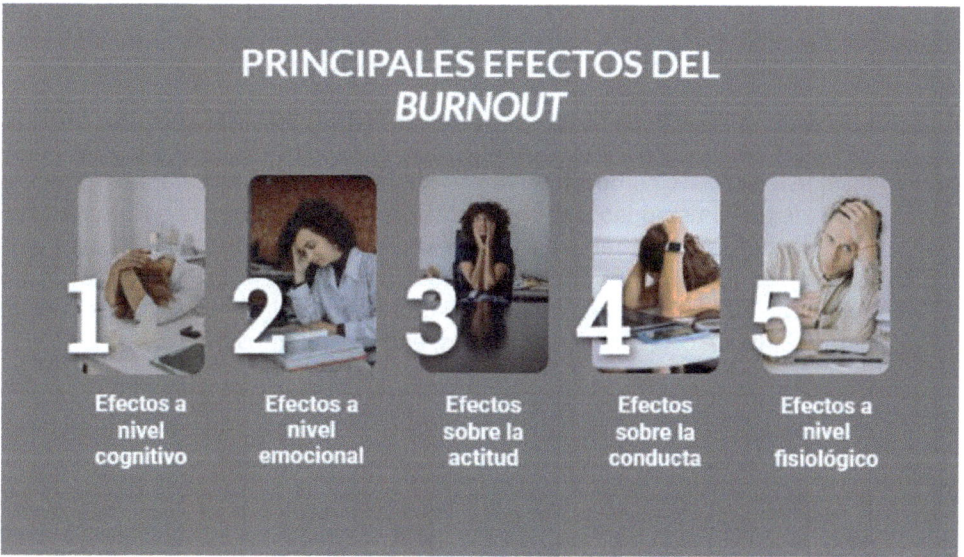

Los efectos que tiene el *burnout* sobre la persona incluyen el decaimiento, la auto-estima negativa, los sentimientos de ira, el cinismo, los comportamientos negativos hacia los clientes, la suspicacia, la tristeza, la rigidez o la depresión. Los síntomas o efectos del síndrome de estar quemado por el trabajo son muy diversos, por lo que vamos a agruparlos en varios grupos con el fin de facilitar su comprensión:

- Efectos a nivel cognitivo: las cogniciones refieren las creencias de las personas. El burnout provoca baja autoestima, sensación de baja realización personal a nivel laboral, sentimiento de impotencia para llevar a cabo su rol profesional, pensamiento de fracaso profesional, sentir contrariedad, percibir que no se valora su trabajo, sentirse incapaz de llevar a cabo las tareas, ver el trabajo como algo inabarcable, pensar que no se está realizando el trabajo de forma adecuada, tener sensación de falta de control, sentirse inseguro, pensar que no está habiendo mejoras en su trabajo, sentir el trabajo como algo que no vale la pena.

- Efectos a nivel emocional: agotamiento emocional, irritabilidad, sentimientos de odio, paranoia, depresión, sentimientos de estar atrapado, temor a volverse loco, sentimiento de fracaso, nerviosismo, mal humor, enfado, disgusto, frustración, aburrimiento, agobio, desgaste emocional, culpa, angustia.

- Efectos sobre la actitud: la actitud de una persona es reflejo de su estado psicológico, predisponiendo los comportamientos siguientes, que suponen una externalización de estos estados. En el caso de este síndrome es habitual que aparezca cinismo, despersonalización, apatía, hostilidad, suspicacia, ironía exacerbada y fuera de lugar, escasa predisposición por trabajar, irresponsabilidad, sentirse harto, intolerancia, impaciencia, valoración negativa de los demás, visualizar a los clientes como enemigos, distanciarse de las personas del entorno laboral.

- Efectos sobre la conducta: comportamiento paranoide, aislamiento, consumo de sustancias tranquilizantes, rigidez, quejas, aumento del número de accidentes que le ocurren, comportamientos violentos hacia otras personas, mayores tasas de absentismo laboral, conductas de excesos como el consumo exagerado de café, alcohol, tabaco u otros estimulantes, conductas peligrosas o de riesgo, hiperactividad, agresividad, falta de comunicación, aumento de los conflictos interpersonales, indiferencia, frialdad en las interacciones con los demás, falta de colaboración con otros, enfrentamientos físicos.

- Efectos a nivel fisiológico: cansancio, insomnio, úlcera de estómago, dolor de cabeza, dolor de espalda, fatiga, hipertensión, fatiga, molestias musculares, alteraciones cardiorrespiratorias, alteraciones metabólicas.

4. Efectos en el trabajo

Las consecuencias del síndrome de estar quemado por el trabajo a nivel laboral incluyen problemas de salud a nivel físico y psicológico, insatisfacción laboral, aumento del absentismo y las bajas laborales, rotación no deseada a otro puesto en la empresa, sabotajes, accidentes laborales, baja implicación laboral, bajo interés por las actividades laborales, aumento de los conflictos interpersonales, descenso de los niveles de calidad y abandono de las tareas y las responsabilidades, entre otros.

Los efectos del *burnout* no se van a limitar a la propia empresa. Puesto que en la mayoría de casos el fenómeno aparece en profesiones de servicios, las repercusiones van a afectar también a los usuarios de los mismos.

El grado de satisfacción con el trabajo es la resultante de comparar las expectativas preconcebidas que se tenían sobre el puesto de trabajo con la realidad de las tareas.

Todas las personas se forman una imagen de cómo va a ser su día a día y de cómo les gustaría que fuera. Cuando esta idea no se corresponde con la realidad aparece una baja satisfacción laboral. La percepción de satisfacción laboral o la falta de ella vendrá modulada por aspectos como la satisfacción con superiores y compañeros, la satisfacción personal en el desempeño de la tarea, la satisfacción con el estilo de dirección, con las opciones para ascender, con las condiciones de trabajo, con las valoraciones recibidas, etcétera.

Cuando el trabajador no está satisfecho, esto repercutirá tanto en la cantidad como en la calidad del trabajo que llevan a cabo. Además, irá en favor del aumento del absentismo, la impuntualidad y la tendencia a abandonar la organización. Asimismo, favorecerá el agotamiento emocional y la despersonalización de los clientes.

El deseo de los trabajadores por abandonar la organización (o su ejecución real) va a provocar para la empresa costos económicos, va a disminuir su eficacia y eficiencia en relación con la consecución de objetivos, producirá cambios en las redes de comunicación, etcétera.

Faltar al trabajo de forma justificada o sin justificar es un claro ejemplo del efecto que tiene el síndrome sobre el trabajo. Dentro del concepto de absentismo podemos incluir también aquellos momentos en los que el trabajador está dedicado a tareas no relacionadas con el trabajo durante su jornada laboral. El agotamiento emocional sumado a la falta de satisfacción laboral propiciará altas tasas de absentismo.

Por su parte, el *burnout* desencadenará actitudes poco apropiadas para el trabajo.

 Aumentará la despersonalización, disminuirá la motivación laboral, bajarán las tasas de rendimiento así como su calidad, y aumentará la frustración en el día a día. Las personas pasan a ser tratadas de forma deshumanizada, como si se tratara de objetos o como si ellas mismas fueran el problema. Es habitual que en este punto los profesionales se refieran a los usuarios en función de la problemática y no en base a su propio nombre. Por ejemplo, un médico que habla de uno de los pacientes como "el de las migrañas". En la misma línea, los clientes son tratados con menos empatía y más dureza, desde una perspectiva menos humana. Por ejemplo, un funcionario de prisiones que ignora un comportamiento violento entre varios presos. Este distanciamiento provoca también una menor implicación, posponiendo la ejecución de las tareas o no realizándolas con el fin de que se encargue otro, o dedicando menos tiempo del necesario a cada persona con la que tienen que tratar.

 El trato verbal puede volverse tosco e incluso hostil. También se tenderá a tratar de reducir el tiempo de trato hacia las personas alargando otras actividades como el descanso, saliendo antes de la hora o buscando otras distracciones.

Todo esto provocará un aumento de los errores en el trabajo y un peor trato a los usuarios.

5. Efectos en la actividad laboral

Como vemos, el síndrome de quemarse por el trabajo tiene una mayor incidencia sobre aquellas personas que trabajan en el sector servicios, especialmente en aquellos ámbitos que tratan de prestar ayuda a los demás. Son trabajos, por tanto, que se centran en las personas, viéndose esto reflejado en el tipo de relación que se establece, ya que es inevitable que se forme un vínculo entre el profesional y el cliente y se desarrollen ciertas emociones.

Así, algunos de los grupos más afectados son las profesiones sanitarias como la medicina, la enfermería o la fisioterapia, las profesiones relacionadas con la educación como maestros, profesoras, educadores o cuidadoras, el trabajo social, los funcionarios de prisiones, los empleados de justicia y las fuerzas y cuerpos de seguridad.

A) Profesionales de educación

En el caso de los profesores, es habitual la queja acerca de la ratio profesor-alumno y su consecuente disminución de la calidad de la enseñanza. El estrés que esto suscita es un gran factor que puede favorecer la aparición de *burnout*. Otro factor es la incorporación de alumnado extranjero sin considerar la adaptación necesaria para ello. Esto conlleva que haya niños y niñas que no han sido escolarizados nunca, que no conocen el idioma o que no tienen los mismos conocimientos que sus compañeros y compañeras. Esto es una dificultad añadida a la hora de diseñar e impartir las clases. Igualmente, en esos grupos hay también alumnos con necesidades educativas especiales o problemas familiares a los que no se les da un soporte extra. Por tanto, estos profesionales de la educación deben enfrentarse a clases saturadas, con personas muy diferentes que necesitan adaptaciones. Esto explica por qué esta profesión tiene altas tasas de desarrollo del síndrome de estar quemado por el trabajo.

B) Personal de prisiones

Los funcionarios de prisiones aluden a la sobrecarga de trabajo como motivo para desarrollar el *burnout*. La masificación de las cárceles y la escasez de recursos humanos y materiales generan esta saturación. Se suma a ello la percepción de falta de reconocimiento profesional consecuencia de la falta de equilibrio entre la formación recibida por los trabajadores y las labores concretas que realizan en realidad. Para los trabajadores sociales se genera una disonancia en el desempeño de sus roles. Deben promover el cambio y la reinserción pero sin alterar el orden y sin perder el control. Para los empleados que se encargan de aspectos relacionados con la salud y la educación la percepción puede ser que tienen que dedicar más tiempo y esfuerzo a tareas de gestión y administración que a las tareas propias de su campo, como la prevención de enfermedades o la enseñanza.

C)   Profesionales de la salud

Los profesionales de la salud como los médicos están supeditados a encontrar un equilibrio entre el bienestar de sus pacientes y la sociedad en general, ajustando los recursos de tiempo y económicos al trato hacia los pacientes.

En el caso del personal de enfermería la percepción de sobrecarga laboral incidirá en gran medida en el desarrollo del síndrome. Esta percepción irá acompañada de la idea de que no se está prestando la correcta atención a los pacientes, lo que irá sumado a las quejas de ellos mismos o de sus familiares. La falta de recursos humanos y la sobrecarga de trabajo puede provocar también conflictos con el resto del personal, que tendrán que asumir tareas que no son las propias. En consecuencia, será habitual que se generen sentimientos de poca aptitud profesional, falta de confianza en la propia capacidad y baja realización personal a nivel laboral. La urgencia en la atención y la importancia de las tareas en este ámbito es un factor adicional de estrés.

D)   Cuerpos policiales

Los cuerpos policiales tienen una doble tarea. Por un lado, tienen el deber de hacer cumplir la ley, mantener la seguridad y procurar el orden público. Por otro lado, hay otra vertiente orientada a la prevención y la relación con los ciudadanos. En ocasiones no es sencillo distinguir cuándo aplicar la ley para preservar la paz y cuándo se entra en conflicto con la libertad y los derechos individuales. Otra fuente de estrés y frustración son las liberaciones de delincuentes poco tiempo después de su detención o debido a fallos administrativos. También deben enfrentarse a los prejuicios de algunos grupos poblacionales que los conciben como un enemigo en lugar de como un aliado.

6.   Prevenir el síndrome

6.1.   Entrenamiento en solución de problemas

El entrenamiento en determinadas habilidades hará más difícil la aparición del síndrome de quemarse por el trabajo:

La técnica de resolución de problemas de D´Zurilla y Goldfried trata de explicitar la forma correcta de resolución de problemas para que su efectividad sea mayor, valorando una gran variedad de alternativas y aumentando la probabilidad de que la escogida sea la que conlleve los mejores resultados. Se lleva a cabo en seis fases:

1. **Orientación general:** definición de la situación y establecimiento del problema o tarea. Una resolución eficaz pasa por la aceptación de los problemas como una parte más de la vida y algo a lo que somos perfectamente capaces de hacer frente. Debemos ser capaces de localizar los problemas cuando aparecen y controlar la impulsividad en la respuesta.

2. **Definición del problema:** evaluación y definición del problema, especificando la historia, los factores involucrados y todos aquellos elementos que puedan estar interviniendo en el mismo. Una buena definición del problema ayudará en gran medida a la generación de soluciones eficaces. Se formularán y fijarán objetivos concretos y realistas una vez hayamos encontrado y definido el problema, siempre en términos concretos y específicos y evitando las metas poco realistas.

3. **Generación de alternativas:** creación de una lista de posibles soluciones. En este momento no importa si las opciones son o no plausibles, lo que nos interesa es pensar en todas las posibles, cuanto más diversas y variopintas, mejor. Cuantas más opciones estén a nuestra disposición más probable es que encontremos soluciones de calidad.

4. **Toma de decisiones:** evaluación de las consecuencias, ganancias, pérdidas y alcance de cada una de las posibles soluciones, eliminando las que son claramente imposibles y considerando las repercusiones a corto, medio y largo plazo. Deben valorarse las alternativas en función de su adecuación a los objetivos a conseguir. En función de todo ello, elección de una de ellas, considerando si va a ser capaz de resolver el conflicto, el bienestar que le va a producir al sujeto esa medida, la relación de tiempo/esfuerzo que supondrá y el bienestar general.

5. **Implementación:** se establece un plan de acción para poner en práctica la solución elegida, dividiéndola en objetivos concretos.

6. **Verificación de la eficacia de la elección en función de los logros conseguidos:** seguimiento del proceso para corroborar que se ha conseguido una solución. Si no es así, habrá que escoger una nueva alternativa.

6.2. Entrenamiento en asertividad

Ser asertivo implica ser capaz de manifestar los propios sentimientos, ideas, expectativas y necesidades de una forma clara, directa y apropiada. La falta de asertividad en el trabajo puede ser una gran fuente de desarrollo de problemas de estrés y, en su caso, de *burnout*. La asertividad implica entender las necesidades de los demás, respetando sus derechos y pensamientos, pero sin perder de vista y sin dejar de reclamar los propios. Una persona asertiva será capaz de admitir sus errores, de valorar sus propias necesidades de la misma importancia que las ajenas, será capaz de negarse a realizar aquellas tareas que considere que no son de su competencia, podrá expresar sus anhelos sin menospreciar los de los demás y asumirá las consecuencias de todas sus acciones. El entrenamiento en asertividad suele realizarse en grupo siguiendo los pasos siguientes:

⇨ **Análisis de las creencias sobre uno mismo:** se valoran las conductas de los miembros del grupo en base a su asertividad o falta de ella. Se atenderá, entre otras cosas, al contacto ocular, la postura, los gestos y la modulación de la voz.

⇨ *Role-playing*: se escenifican diversos escenarios, analizando seguidamente si el comportamiento ha sido o no asertivo. Se practica emulando situaciones problemáticas que se producen en el trabajo.

El entrenamiento en asertividad actuará a modo de prevención del síndrome al mejorar la autoconfianza del sujeto y su sensación de control.

6.3. Entrenamiento dirigido al manejo eficaz del tiempo de trabajo

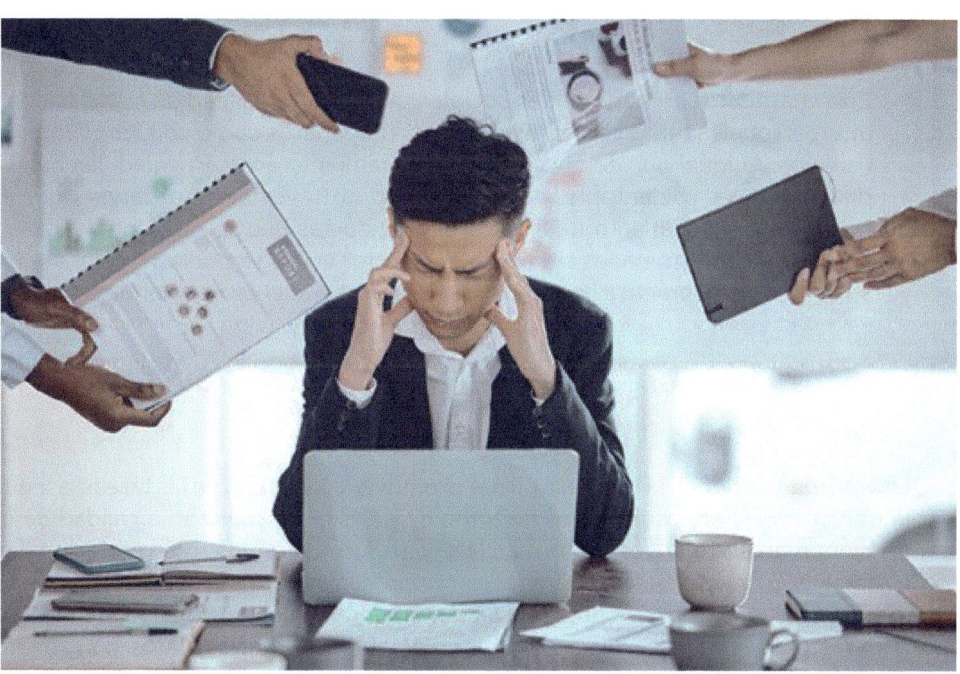

El entrenamiento en el manejo eficiente del tiempo y la puesta en práctica de técnicas como las expuestas en la unidad 2 harán más difícil la aparición del síndrome. El manejo eficaz del tiempo tiene como objetivo establecer prioridades respecto al orden en el que han de llevarse a cabo las tareas, en base a su importancia. De este modo se aprovechará mejor el tiempo disponible, lo que a su vez hará que disminuya la percepción de que se trabaja bajo una continua urgencia en el desarrollo de las tareas.

6.4. Otras estrategias y recomendaciones orientadas a la prevención del burnout

▶ **Aumentar la propia competencia profesional:** asistir a congresos, mantenerse al día de las publicaciones más recientes y de las últimas investigaciones, así como acudir a cursos de reciclaje.

▶ **Rediseñar la forma de realizar las tareas:** llevar a cabo el trabajo incluyendo algunas diferencias aumentará la percepción de autonomía profesional, disminuyendo el estrés.

▶ **Distanciarse mentalmente del trabajo fuera del horario laboral:** el ejercicio físico, el yoga, la relajación, las aficiones o adquirir compromisos ideológicos favorecerán el distanciamiento mental.

▶ **Descansar durante el horario laboral:** facilita el descanso emocional, la relajación y permite tomar distancia de los problemas y disminuir la activación.

▶ **Entrenamiento en habilidades sociales:** mejorará la calidad de las relaciones interpersonales tanto con el resto de los compañeros como con los clientes o usuarios. Al igual que en el caso del entrenamiento en asertividad, las habilidades sociales suelen aprenderse en grupo, a través de la observación y el *role-playing*, el cual permite analizar las conductas que se están poniendo en práctica en determinadas situaciones y valorar cómo se podrían mejorar, con su consecuente práctica hasta conseguir mejoras en el comportamiento.

6.5. Estrategias organizacionales que pueden ayudar a prevenir el *burnout*

A nivel organizacional, la empresa puede promover el rediseño de las tareas, asegurar la transparencia en los procesos de toma de decisiones, mejorar la calidad de la supervisión, marcar objetivos de forma clara y en función de los roles profesionales de los empleados y empleadas, delimitar claramente la autoridad, incidir en la mejora de la comunicación dentro de la organización, mejorar las condiciones generales de trabajo, mejorar el sistema de recompensas, establecer criterios claros y justos en cuanto a los ascensos, permitir la participación de los trabajadores en la toma de decisiones, favorecer la autonomía de los miembros de la empresa, establecer reuniones multidisciplinares con regularidad, fomentar el trabajo a través de grupos de trabajo o aumentar el grado de flexibilidad horaria.

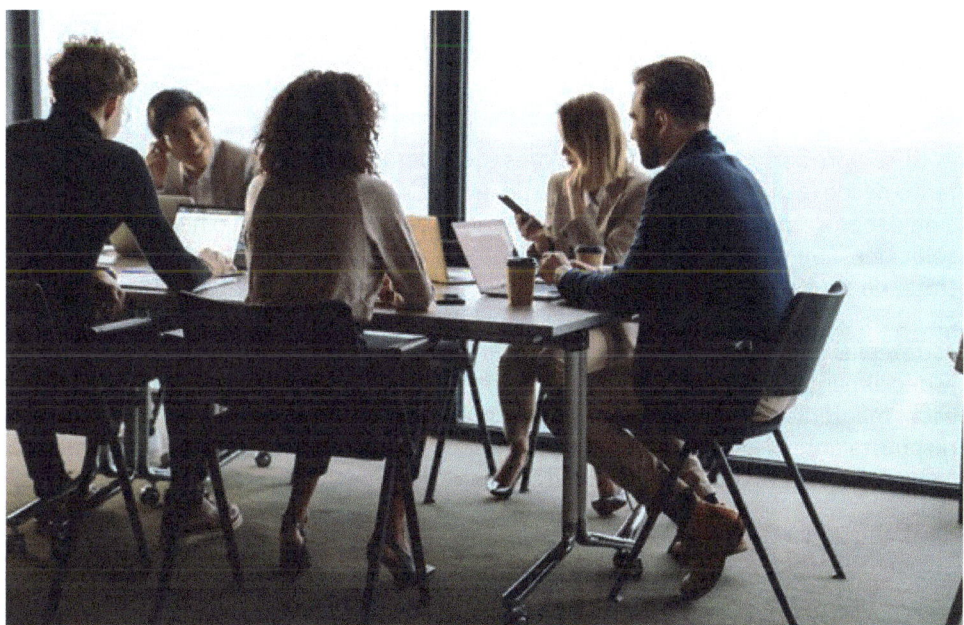

7. Actuación ante un posible *burnout*

Un primer paso ante la sospecha de que un trabajador o trabajadora sufra *burnout* o ante la percepción de poder estar sufriéndolo uno mismo es contestar alguno de los test disponibles para llevar a cabo un diagnóstico.

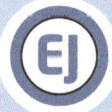 El Cuestionario para la Evaluación del Síndrome de Quemarse por el Trabajo (CESQT) se trata de un autoinforme que consta de 20 ítems estructurados en cuatro escalas, a saber: ilusión por el trabajo, desgaste psíquico, indolencia y culpa. Se establecen tres puntuaciones a partir de las tres primeras subescalas. El cuestionario incluye diferentes baremaciones en función del colectivo profesional a que se dirige la evaluación, como docentes o personal sanitario, entre otros. En caso de que el trabajo no se vincule a los servicios, se cambia la escala de indolencia por una de desencanto profesional dirigida a valorar la indiferencia hacia los problemas de la organización.

 El MBI (Maslach Burnout Inventory) evalúa el cansancio emocional, la despersonalización, el cinismo y la realización personal. Se presenta a través de 22 ítems , pudiendo contestarse en unos 15 minutos.

Si se aprecian indicadores de la presencia de *burnout* deberán tomarse medidas tanto desde la organización como desde la propia persona para paliarlo. La organización debería reunirse con la persona afectada para definir el apoyo necesario y buscar soluciones. Se deben establecer objetivos a nivel formativo, laboral y personal para tratar de ayudar al trabajador. Convendría otorgarle asesoramiento a nivel personal y, en su caso, su derivación a un profesional. Durante el trabajo se deben implementar estrategias de afrontamiento para mejorar las condiciones. La intervención se dirigirá especialmente al análisis y la identificación de los factores que han provocado y que están manteniendo el problema. Las medidas a adoptar irán encaminadas a mejorar la respuesta ante el estrés, mejorar el ajuste de las expectativas con la realidad, mejorar la autoestima, trabajar la asertividad e incluir hábitos saludables.

Si, una vez realizada la evaluación, no se aprecian indicadores del síndrome, los esfuerzos consiguientes deben seguir orientándose a la prevención.

El proceso a seguir podría ser el siguiente:

1. Detección de los indicadores del síndrome.

2. Analizar qué es lo que está pasando, cuáles son las circunstancias que están detrás del *burnout*.

3. Establecer los objetivos a conseguir.

4. Valorar las posibles alternativas para afrontar los problemas desde otra perspectiva.

5. Poner en marcha las mejores soluciones.

6. Mantener la evaluación a medio y largo plazo.

El síndrome de estar quemado por el trabajo o *burnout* aparece como consecuencia de una situación de estrés mantenida en el tiempo. Esta afección está ligada a los profesionales de servicios, aquellos que deben tratar y ayudar a otras personas durante su trabajo. Así, aparece sobre todo en el campo de la salud, la educación, los cuerpos de seguridad o el entorno de prisiones.

Los tres aspectos más característicos del *burnout* son la presencia de despersonalización, el agotamiento emocional y la falta de realización personal en el trabajo.

Varios son los desencadenantes del síndrome, pudiendo encontrar factores que lo propician a nivel social tales como la propia interacción con los usuarios; a nivel ambiental, como los derivados de una mala iluminación; en base a las características del trabajo como los turnos a desempeñar o como consecuencia de la ambigüedad o el conflicto de rol, entre otros. En el lado opuesto, disponer de apoyo social y establecer buenas relaciones interpersonales con el resto de compañeros va a paliar en alguna medida su aparición.

El síndrome de quemarse por el trabajo se despliega en cuatro fases, a saber: entusiasmo, desánimo, frustración y apatía.

El *burnout* supone consecuencias en muchos niveles. Así, tendrá efectos sobre las cogniciones, las emociones, las actitudes, los comportamientos y la propia fisiología de la persona que lo sufre. También afectará al desempeño del trabajo, apareciendo insatisfacción laboral, disminuyendo la calidad del trabajo y aumentando el absentismo, entre otros efectos.

Por todo ello es necesario disponer de un plan de prevención que incluya la formación en resolución de problemas, la mejora de la asertividad y la gestión eficiente del tiempo, así como analizar periódicamente la posible aparición del síndrome e intervenir sobre aquellos factores que lo estén causando cuando aparezca

UNIDAD DIDÁCTICA 4

*Introducción a
los riesgos psicosociales y
factores de riesgo psicosocial.
Análisis del acoso laboral*

Contenido & Objetivos

Introducción

Los **objetivos** de esta unidad son:

1. Conocer las normas que regulan los aspectos de salud y seguridad de las personas en el trabajo.

2. Aprender qué son los riesgos psicosociales, así como las consecuencias que se derivan de la exposición a los mismos.

3. Analizar los factores de riesgo a nivel de la organización, el lugar de trabajo, la organización del trabajo, las características asociadas al tiempo de trabajo y las características personales del trabajador o trabajadora.

4. Conocer el concepto de estrés laboral.

5. Aprender cuáles son los diferentes tipos de acoso que puede sufrir una persona.

6. Saber acerca de las causas del acoso, el perfil de las víctimas y los acosadores y el desarrollo de ese comportamiento.

7. Entender cuáles son las consecuencias que tiene el acoso sobre las personas y las organizaciones, y aprender la importancia de disponer de protocolos de prevención sobre el acoso y cómo intervenir ante un caso de acoso laboral.

8. Conocer las características de la adicción al trabajo y el tecnoestrés.

Introducción

Si no se atiende a las características del trabajo y su influencia sobre la salud de las personas pueden surgir riesgos psicosociales, con consecuencias tanto para la persona como para la organización. Entendemos por riesgos psicosociales todas aquellas características relacionadas con el trabajo que son susceptibles de afectar de forma negativa a los trabajadores o trabajadoras.

Para prevenir su aparición, existe una amplia legislación que establece las normas que deberían seguirse para asegurar que las condiciones de trabajo sean óptimas.

El acoso laboral hace referencia al conjunto de conductas que se dirigen hacia una persona o personas en el entorno laboral y que resultan dañinas para la persona que las recibe. Este tipo de comportamientos tienen la intención de causar un daño en la víctima, que podrá producirse a nivel físico, psicológico o emocional, provocando consecuencias tanto para la persona como para la propia organización.

Otros riesgos psicosociales a los que nos podemos tener que enfrentar en el entorno de trabajo son la adicción al trabajo y el tecnoestrés.

1. Introducción a los riesgos psicosociales

1.1. Marco normativo

[MARCO LEGAL]

El Acuerdo Marco Europeo sobre el Estrés ligado al Trabajo de 2004 supone el marco normativo de referencia en relación con los riesgos psicosociales. Posteriormente, en 2005, dicho acuerdo se traspuso al marco legislativo español en el contexto del Acuerdo Interconfederal para la Negociación Colectiva en 2005.

Por su parte, la Ley 31/1995 de Prevención de Riesgos Laborales establece que es responsabilidad de cada organización o empresa garantizar la seguridad y la salud tanto a nivel físico, como psicológico y social, de su plantilla. Asimismo, cada persona deberá velar por su propia seguridad y salud en el entorno laboral, así como por la de los demás con respecto a aquello que pudiera afectarles como consecuencia de su actividad profesional.

La Directiva Marco 89/391/CEE marca la obligación a las empresas de gestionar adecuadamente el estrés de sus trabajadores, así como de prevenir e intervenir sobre las posibles situaciones de acoso y violencia en el trabajo.

> **[MARCO LEGAL]**
>
> El artículo 18 y el capítulo V de la Ley 31/1195 de Prevención de Riesgos Laborales establece la obligatoriedad de consultar y hacer partícipes a los delegados de prevención y a los trabajadores en la evaluación de los riesgos psicosociales, su diagnóstico y las consecuencias asociadas.

Para valorar la presencia de riesgos psicosociales podemos emplear diversas pruebas diagnósticas. A este respecto destaca el FPSICO del Instituto Nacional de Seguridad y Salud en el Trabajo y el CoPsoQ-istas-21, elaborado por el Instituto Nacional de Salud Laboral de Dinamarca.

 La norma UNE-ISO 10667 sobre "Prestación de servicios de evaluación. Procedimientos y métodos para la evaluación de personas en entornos laborales y organizacionales" hace alusión a la evaluación de las personas. Su uso en el contexto de los riesgos psicosociales podrá mejorar la calidad de su evaluación a nivel técnico y de objetividad.

Tanto el análisis de los riesgos como las medidas que se adopten en consecuencia deberán quedar plasmadas en el plan de prevención de la empresa, que incluirá los responsables de cada actividad preventiva, los plazos de tiempo establecidos para cumplir con las medidas acordadas y los recursos materiales y humanos que va a requerir dicho plan.

Con el fin de promover organizaciones sanas en cuanto a los posibles riesgos psicosociales presentes en el ámbito laboral, en 2013 comenzó en España el proyecto de *Empresas Saludables*, encargado de reconocer el esfuerzo de aquellas empresas que habían implantado estrategias eficaces dirigidas a la mejora de la salud de sus trabajadores y trabajadoras.

En la misma línea, cualquier organización puede solicitar su unión a la Declaración de Luxemburgo. Si alcanza los estándares fijados por la *European Network For Workplace Health Promotion* será reconocida su buena práctica en pro de la salud.

También la Asociación Española de Normalización y Certificación dispone de un modelo de acreditación a este respecto. Se trata del modelo de Empresa Saludable, Modelo SIGES (sistema de gestión de empresa saludable). En este caso se tiene en cuenta para su reconocimiento factores como el ambiente físico (estructura, mobiliario, aire...), el entorno psicosocial (organización, valores...), los recursos personales de salud (información, flexibilidad para llevar un estilo de vida saludable...) y la interacción con los aspectos familiares y sociales.

1.2. Concepto de riesgos psicosociales

Los **riesgos psicosociales** suponen aquellas condiciones a las que está expuesta una persona en su entorno laboral derivadas de la organización, tipo de trabajo, tareas y objetivos a cumplir, y que tienen el poder de incidir sobre el bienestar y la salud a nivel físico, psicológico y social de los trabajadores, además de sobre la propia consecución del trabajo. Por tanto, entendemos por riesgos psicosociales las situaciones, hechos o contextos que son consecuencia de las características de la organización del trabajo y que son potencialmente dañinas para la salud de los empleados.

Si las condiciones psicosociales del lugar de trabajo son inapropiadas o desfavorables, provocarán la aparición de comportamientos que dañarán el rendimiento y la salud de los trabajadores.

Atendiendo a la terminología, debemos conocer algunos conceptos: **los factores de riesgo psicosocial** serían aquellas características del trabajo que son susceptibles de aumentar la probabilidad de sufrir un daño, y que estarán relacionadas con las condiciones ambientales, la organización, los métodos de trabajo, la forma de realización de las tareas o las relaciones interpersonales; los **riesgos psicosociales** son aquellas condiciones que tienen la capacidad potencial de que las características psicosociales afecten de forma negativa; por último, el concepto de "daño" hace referencia a la consecuencia lesiva resultante.

Las peculiaridades del entorno laboral se relacionan con los propios factores personales del trabajador o trabajadora. Como resultado aparecen los riesgos psicosociales, que pueden poner en peligro la salud de las personas. Las peculiaridades de cada persona modularán su reacción ante las mismas condiciones psicosociales, produciendo reacciones diferentes.

1.3. Consecuencias

Un entorno laboral con unas condiciones psicosociales desfavorables provocará, en consecuencia, estrés laboral, insatisfacción con el trabajo, problemas en las relaciones y falta de motivación con el trabajo.

81

Las consecuencias para las personas pueden revelarse a nivel cognitivo, fisiológico o conductual:

- **Consecuencias a nivel cognitivo**

  Muchos procesos mentales pueden influir sobre el desarrollo de la actividad laboral. Unos factores psicosociales desfavorables pueden ser responsables de la falta de concentración, los problemas de memoria, mayor irritabilidad, percepción de confusión o falta de control, preocupación excesiva, dificultad para la toma de decisiones, bloqueo mental, mal humor o desorientación. La manifestación del estrés puede verse también en problemas emocionales como la ansiedad o la depresión.

- **Consecuencias a nivel fisiológico**

  Se pueden generar problemas a nivel cardiovascular, respiratorio, dermatológico, muscular, digestivo e inmunológico.

- **Consecuencias a nivel de comportamiento**

  Pueden provocar tics, temblores, inquietud motora, tartamudeo o conductas de evitación o escape de los estímulos estresores.

  Las consecuencias más importantes para la organización son:

- **Aumento de los niveles de absentismo laboral**

  Según datos de la Agencia Europea para la Seguridad y la Salud en el Trabajo, muchas de las bajas laborales se producen a consecuencia de los problemas derivados del estrés laboral. Además este tipo de bajas tienen, en promedio, una duración superior a las causadas por otras patologías.

- **Aumento de la rotación del personal**

  Alrededor de una quinta parte de los cambios relacionados con la rotación de personal tienen que ver con problemas relacionados con los riesgos psicosociales.

- **Disminución de las tasas de rendimiento y productividad**

  Estos riesgos influyen sobre la eficacia, la atención, la concentración, la capacidad de tomar decisiones, la fatiga, la creatividad, la motivación o la impuntualidad.

- **Dificultades de relación**

  Puede mermar la habilidad para relacionarse tanto con compañeros de trabajo como con clientes.

2. Descripción de los factores de riesgo psicosocial

2.1. Características de la organización

Cada organización, empresa o trabajo tiene sus peculiaridades y sus necesidades, lo que conlleva que las personas que trabajan en cada una de ellas se vean expuestas de diferente manera a los riesgos psicosociales. Los factores que se derivan de las características de cada organización son:

⇨ **Monotonía:** los trabajos monótonos, repetitivos, que aportan poca estimulación, provocarán la aparición de insatisfacción laboral. Para favorecer la salud de los trabajadores, las tareas a desempeñar deberían ser variadas, reduciendo todo lo posible el tiempo que se dedica a tareas repetitivas.

⇨ **Carga mental:** si el trabajo que se debe realizar supone una carga mental excesivamente baja o excesivamente alta, puede aparecer un riesgo psicosocial. La carga mental hace referencia a la cantidad de actividad mental que debe emplearse para llevar a cabo las tareas, pudiendo verse influido por la realización de tareas simultáneas, el nivel de concentración requerido o la necesidad de memorizar datos.

⇨ **Aporte de retroalimentación:** los trabajadores y trabajadoras se sentirán más satisfechos cuando desde la organización sus superiores y colegas les aporten su valoración acerca de su trabajo. Se deben señalar aquellas cosas que se pueden mejorar y, sobre todo, reforzar y elogiar el trabajo bien hecho. Una organización que no reconozca el valor y el desempeño de sus trabajadores constituirá un riesgo.

⇨ **Comunicación:** la organización debe favorecer e incentivar canales de comunicación formales e informales.

⇨ **Estilo de mando:** las actitudes que desplieguen los superiores sobre sus subordinados influirán en gran medida sobre el clima laboral y la satisfacción general.

⇨ **Toma de decisiones:** si la organización no permite participar en la toma de decisiones, propiciará un factor de riesgo.

⇨ **Condiciones del empleo:** la falta de seguridad y la incertidumbre acerca de la continuidad en el puesto de trabajo a largo plazo provocará el incremento del estrés de los trabajadores. Las condiciones poco favorables como los contratos temporales, la precariedad en el salario, las posibilidades de movilidad geográfica o los riesgos laborales a los que se está expuesto también supondrán un riesgo psicosocial.

⇨ **Desarrollo de carrera:** los trabajadores deberían poder aspirar a promocionar en el trabajo en base a su trayectoria, formación, experiencia y cumplimiento de los objetivos de la organización.

2.2. Características del lugar

Atendiendo al ambiente físico en el que se desarrolla el trabajo, se señalan como factores de riesgo psicosocial:

▶ Ruido.

▶ Vibraciones.

▶ Iluminación.

▶ Temperatura.

▶ Higiene.

▶ Exposición a elementos tóxicos.

▶ Condiciones climatológicas.

▶ Disponibilidad y disposición de espacio para trabajar.

2.3. Organización del trabajo

Los factores de riesgo psicosocial relacionados con la organización del trabajo son:

- **Exceso de tareas**

  Sobrecarga en la cantidad de tareas a desempeñar, ya se trate de un exceso cuantitativo o cualitativo. Se generará en consecuencia insatisfacción laboral, disminución de la autoestima y malestar.

- **Funciones y tareas a desempeñar**

  El contenido de las tareas que se exigen al trabajador debe tener sentido de acuerdo con sus habilidades, formación y experiencia. Las labores que se acometen en el día a día deben tener sentido para la persona que debe realizarlas. De este modo, la persona puede tener la percepción de que su trabajo tiene utilidad, que sirve para algo. La organización habrá de asegurarse de poner a su disposición todas las herramientas necesarias para llevar a cabo su trabajo. El trabajador, por su parte, debe ser consciente de sus tareas, estar formado adecuadamente para afrontarlas y tiene que entender cuál es el objetivo final de llevarlas a cabo. Si no hay un equilibrio entre las expectativas del empleado o empleada y las tareas que se le encomiendan, aparecerá insatisfacción laboral, estrés y fatiga. Por el contrario, si se organiza el trabajo de tal modo que las labores se ajustan a la capacidad de la persona, su motivación se verá incrementada.

- **Autonomía**

  La falta de autonomía en cuanto a la planificación del propio trabajo o la forma de llevarlo a cabo supondrá un factor de riesgo.

- **Responsabilidades**

  La responsabilidad dada a cada empleado o empleada debe ser acorde a su capacidad de asumirla, ya que, en caso contrario, podrá aparecer culpa en la persona al sentir que no está realizando su trabajo de forma correcta. El indivi-duo debe ser capaz de asumir los errores que se cometan así como de controlar la ejecución de las tareas a su cargo.

- **Rol desempeñado**

  Cuando se asume un puesto de trabajo este lleva asociado un rol, esto es, una expectativa por parte del resto de personas acerca de cómo debe actuar ese trabajador. De esta forma la organización despliega una serie de expectativas sobre lo que es adecuado hacer y no hacer en ese puesto. Las expectativas poco realistas pueden suponer un problema.

2.4   Tiempo de trabajo

La forma en que se distribuye el tiempo de trabajo va a influir en su realización más o menos efectiva. A este respecto debemos considerar:

⇨ **Tiempo dedicado a las pausas y los descansos**

  Es importante planificar pausas a lo largo de la jornada laboral, que ayudarán a tomar distancia de los problemas del trabajo además de favorecer la concen-tración.

⇨ **Horario de trabajo**

  Disponer de una parte del horario fija (según las necesidades de la organiza-ción) y una parte flexible facilitará la conciliación del trabajador o trabajadora, aumentando su satisfacción laboral.

⇨ **Turnos y horario nocturno**

  El trabajo a turnos, al igual que los horarios nocturnos, impide establecer hábi-tos de activación y descanso, lo que provoca desajustes y dificulta disponer de la energía necesaria para desempeñar las tareas. Además, dificulta las relacio-nes familiares y sociales al ser complicado coincidir u organizarse.

⇨ **Ritmo de trabajo**

  El tiempo real que requiere una determinada tarea unido a los plazos esta-blecidos para su realización supone el ritmo de trabajo. Vendrá influido por los plazos muy ajustados, la exigencia de rapidez, la velocidad de trabajo que permiten las propias máquinas o herramientas que deban utilizarse, la competitividad que se fomente, las reglas que se marquen en cuanto a los niveles de producción, la cantidad de trabajo a desempeñar o la presión que se ejerce desde los mandos superiores. Para evitar que el ritmo de trabajo se convierta en un riesgo psicosocial, este debe permitir la recuperación física y mental de la persona, permitiendo pausas y descansos, y no debe generar un gran nivel de fatiga en el individuo.

2.5. Características personales

Las diferencias en la personalidad de cada persona pueden influir en el desarrollo o no de un problema. Para algunos individuos las situaciones de estrés se vivencian como problemas, otros las afrontan como oportunidades, mientras que para algunos el estrés es poco influyente sobre su trabajo.

Varios factores individuales modulan la respuesta a los riesgos psicosociales:

▶ Formación: aquellos trabajos para los que se solicita una mayor cualificación suelen ser también aquellos más interesantes de realizar ya que suponen el desempeño de tareas más variadas y enriquecedoras. Si el trabajo que se está realizando está por encima o por debajo de la formación del trabajador o trabajadora, aparecerá insatisfacción laboral o estrés laboral.

▶ Género: los riesgos físicos parecen afectar más en el caso de los hombres, mientras que el estrés generado en el caso de las mujeres suele tener más que ver con las dificultades para conciliar el trabajo con la vida familiar o la carga que supone trabajar y encargarse al mismo tiempo de las tareas domésticas y las cargas familiares.

▶ Estructura familiar: los padres y madres de una familia monoparental tienen más posibilidades de sufrir estrés laboral debido a las dificultades que supone. Estas personas pueden tener que hacer frente a mayores problemas económicos, mayor cantidad de responsabilidades y más tareas a las que hacer frente.

▶ Edad: las personas jóvenes pueden verse más afectadas por los riesgos psicosociales que aquellas más experimentadas. El cambio vital que supone la incorporación al mercado laboral supone altos grados de ambigüedad, incertidumbre e inseguridad, factores desencadenantes de estrés. De igual manera, los trabajadores de edad avanzada también pueden tener mayores dificultades. Los rápidos cambios tecnológicos y sociales pueden suponer un hándicap en algunos empleos.

▶ Discapacidad: las personas con necesidades especiales, ya sea a nivel sensorial, motor, físico o mental, requerirán una adaptación del puesto de trabajo a sus circunstancias particulares. De no producirse, el trabajo puede generar estrés, preocupaciones y frustración en la persona.

▶ Inmigración: las personas que trabajan en países que no son su país de origen, están en mayor medida expuestos a los riesgos psicosociales. Las diferencias culturales y lingüísticas y la falta de respaldo familiar y social se suman al hecho de que en muchas ocasiones las personas extranjeras solo tienen acceso a trabajos más precarios, con otros elementos de riesgo tanto físico como psicosocial.

3. Análisis del acoso laboral

3.1. Concepto de acoso laboral

[MARCO LEGAL]

El Estatuto de los Trabajadores establece que las personas trabajadoras tienen derecho al respeto de su intimidad y a la consideración debida a su dignidad, comprendida la protección frente al acoso por razón de origen racial o étnico, religión o convicciones, discapacidad, edad u orientación sexual, y frente al acoso sexual y al acoso por razón de sexo.

El acoso laboral incluye todas aquellas acciones o conductas mantenidas en el tiempo en el entorno laboral y que provocan, directa o indirectamente, un ataque contra la dignidad de otra persona. Tienen como finalidad el sometimiento de la víctima a través de un comportamiento hostil, provocando, en último término, el menoscabo de la capacidad de la persona para realizar su trabajo y su afección a nivel de salud.

EJ Son ejemplos de acoso laboral ignorar a una persona, realizar críticas despectivas sobre el trabajo de otro, otorgar tareas por debajo de la cualificación profesional del empleado, sobrecargar intencionadamente el trabajo de otro, insultar, gritar, humillar o impedir a otra persona el desempeño de su trabajo.

En atención a la Ley Orgánica para la Igualdad efectiva entre mujeres y hombres, las manifestaciones más habituales de acoso laboral tienen que ver con:

• **Acceso al empleo:** considerar el sexo o el género como un factor determinante para el acceso a un puesto de trabajo supone una discriminación a no ser que esté adecuadamente justificado.

- **Formación profesional y promoción profesional:** las consecuencias derivadas del acoso van a dificultar en gran medida a la persona la participación en programas de formación, teniendo repercusiones sobre sus opciones de ascenso.

- **Condiciones de trabajo y de despido:** en ocasiones, un superior comienza a acosar moralmente a uno de sus subordinados con el objetivo de que este abandone la empresa voluntariamente y ahorrarse la indemnización.

3.2. Tipo de acoso (psicológico, sexual y por razón de sexo/género)

El acoso es un concepto muy ligado al de la discriminación. La discriminación directa por razón de sexo hace alusión al trato menos favorable que recibe o pudiera recibir una persona debido a su sexo en comparación con otras personas en una situación similar. Según la Ley Orgánica para la igualdad efectiva de mujeres y hombres, la discriminación indirecta por razón de sexo es aquella situación en que una disposición, criterio o práctica aparentemente neutros pone a personas de un sexo en desventaja particular con respecto a personas del otro, salvo que dicha disposición, criterio o práctica puedan justificarse objetivamente en atención a una finalidad legítima y que los medios para alcanzar dicha finalidad sean necesarios y adecuados.

A)   Acoso psicológico

Leyman define el **acoso moral, psicológico o *mobbing*** como la situación en la que una persona o un grupo de personas ejercen una violencia psicológica extrema, de forma sistemática y recurrente y durante un tiempo prolongado sobre otra persona o personas, respecto de las que mantiene una relación asimétrica de poder, en el lugar de trabajo, con la finalidad de destruir las redes de comunicación de la víctima o víctimas, destruir su reputación, perturbar el ejercicio de sus labores y lograr que finalmente esa persona o personas acaben abandonando el lugar de trabajo. Se considerarán comportamientos de acoso moral aquellos que incluyan violencia o maltrato psicológico de forma mantenida en el tiempo con el objetivo de hacer daño a la persona en el entorno de trabajo. Estos comportamientos pueden haberse pertrechado por una sola persona o por un grupo de ellas. Como resultado, aparecerán problemas físicos, psicológicos o laborales. El fin del acoso es lograr que la víctima abandone el puesto de trabajo, realice actividades en favor de otra persona o que sienta el vacío de los demás.

B)   Acoso sexual

Se entiende por **acoso sexual** aquellos comportamientos verbales o físicos de carácter sexual que se ponen en marcha con el objetivo de atacar la dignidad de la otra persona, creando habitualmente un entorno intimidatorio, degradante u ofensivo. Atendiendo al Código Penal, se considerará un delito de acoso sexual cuando "se solicitare favores de naturaleza sexual, para sí o para un tercero, en el ámbito de una relación laboral, docente o de prestación de servicios, continuada o habitual, y con tal comportamiento provocare a la víctima una situación objetiva y gravemente intimidatoria, hostil o humillante". Para que una conducta se considere acoso sexual deberá exteriorizarse física o verbalmente, percibirse por la víctima como indeseada, y generar un ambiente hostil reiterado.

C)   Acoso por razón de sexo/género

El **acoso por razón de sexo/género** hace referencia a los comportamientos realizados en base del sexo de una persona y que tienen como objetivo atentar contra la dignidad de esta, generando un entorno laboral intimidatorio, degradante u ofensivo.

 En el caso del acoso psicológico, este debe ser reiterado y mantenido en el tiempo para provocar consecuencias legales, mientras que en el caso del acoso sexual, una sola conducta de acoso va a considerarse acoso desde cualquier perspectiva, incluida la legal, siendo susceptible de petición de medidas de intervención.

3.3.   Causas, fases y perfiles

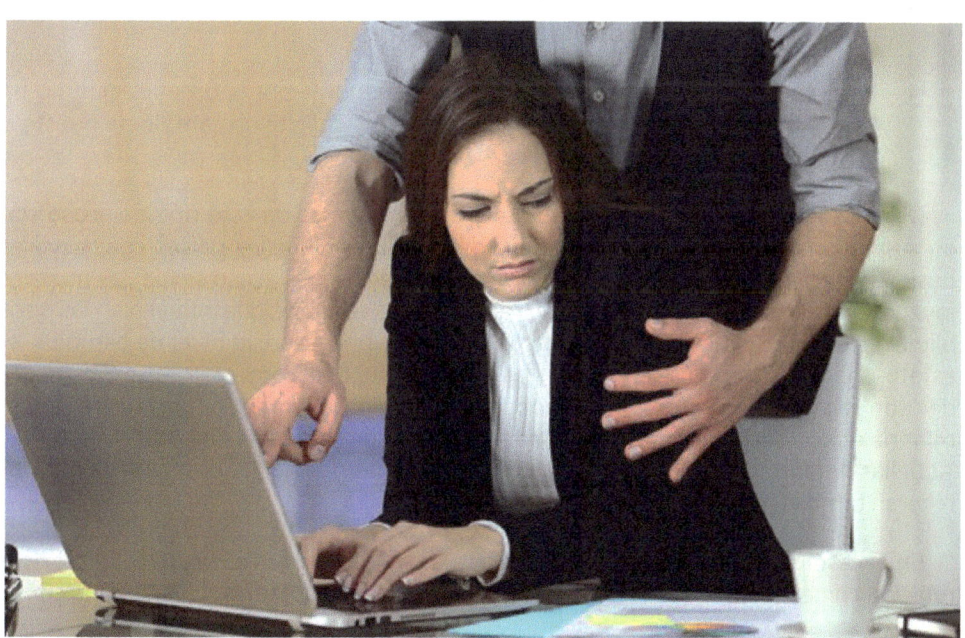

Algunas de las causas más habituales del acoso laboral son el clima laboral negativo que puede derivar de un exceso de competitividad y envidia, la falta de apoyo social por parte de los compañeros y compañeras, los estilos de mando tiránicos y autocráticos y la falta de una identidad común como grupo.

En el caso del acoso sexual, este guarda una estrecha relación con la falta de igualdad y de equidad asociada al género. El acoso sexual de un hombre sobre una mujer en el trabajo responde a una dinámica en la que el atacante se siente superior y expresa su poder directamente sobre el cuerpo de las mujeres, habitualmente con cierta violencia. Esto provoca, además, un doble acoso, el sexual propiamente dicho y el laboral, consecuencia del entorno en que se produce.

El acoso laboral es un proceso que se desarrolla a lo largo del tiempo, entendiéndose como un conflicto sin resolver que va aumentando su virulencia conforme avanza el tiempo. Se pueden distinguir varias fases:

⇨ **Fase 1.** Conflicto e incidentes críticos: es habitual que surjan en el entorno laboral conflictos interpersonales debido a una contraposición de opiniones o de intereses. Cuando estos problemas dejan de ser puntuales, pasamos a la siguiente fase.

⇨ **Fase 2.** Acoso y estigmatización: las conductas hostiles se mantienen de manera prolongada en el tiempo, con el fin de aislar y hostigar a la víctima.

⇨ **Fase 3.** Intervención de la dirección: cuando el conflicto llega a oídos de la dirección de la empresa, esta debe intervenir para tratar de buscar una solución positiva al conflicto y ponerle fin.

⇨ **Fase 4.** Salida o expulsión: si la estrategia seguida por la organización no ha tenido éxito, lo más probable es que la víctima solicite un cambio de puesto o termine por abandonar la empresa.

Diversos estudios muestran que el perfil de las víctimas de este tipo de acoso son en su mayoría mujeres, siendo mayor la diferencia en aquellos países con mayores desigualdades de género. Son especialmente vulnerables al acoso sexual las mujeres jóvenes que acaban de incorporarse al trabajo. Otras variables que influyen en las posibilidades de sufrir este tipo de acoso son el tipo de profesión, el nivel de estudios, el estatus laboral o la precariedad. Así, las condiciones que aumentan las probabilidades son ser madre de una familia monoparental, estar divorciada, pertenecer a una minoría étnica, ser emigrante, tener mayor instrucción y trabajar en horario nocturno. Aquellas organizaciones que permiten o favorecen las desigualdades de género favorecerán también estos comportamientos.

En el caso de los acosadores, algunos estudios muestran evidencias de que existe relación con el hecho de estar sufriendo *burnout* y con problemas relacionados con la ansiedad como la rumiación, esto es, la presencia de pensamientos repetitivos y difíciles de obviar relacionados con los conflictos acaecidos en el trabajo. También aparecen en estas personas mayores tasas de insatisfacción laboral y un estado mental general negativo hacia el trabajo.

3.4. Consecuencias

Todos los tipos de acoso van a ocasionar en la víctima problemas a nivel físico y psicológico, incluyendo problemas de ansiedad, depresión y pérdida de autoestima. También se producirán problemas de concentración y poca estabilidad emocional. En ocasiones el acoso provoca incluso que la persona sea incapaz de regresar a la vida laboral activa, pasando a una situación de incapacidad para la realización de actividades laborales básicas.

Según la Unión Europea, el acoso sexual perturba el entorno de trabajo y tiene efectos tremendamente negativos para la persona que la sufre, afectando a su salud, confianza y rendimiento.

Las consecuencias del acoso sexual incluyen la pérdida del trabajo, el absentismo laboral, la disminución de la moral laboral, el menor compromiso con la organización, un menor rendimiento laboral, el descenso de la satisfacción laboral, la interrupción de la carrera y la aparición de problemas en las relaciones de trabajo. Se producirán consecuencias también a nivel de la organización, ya que se deberán emprender acciones legales, cubrir las bajas, compensar la mala publicidad y, en su caso, contratar más personal.

El acoso provoca problemas de ansiedad y estrés que, en consecuencia, generan el descenso de la eficacia a nivel laboral, el aumento de las bajas por enfermedad y, en último término, el abandono de la empresa. También afectará a las personas que hayan sido testigos del mismo. En definitiva, se producirá un clima hostil que afectará significativamente a todos los trabajadores, teniendo, en consecuencia, problemas de salud, aumento de las bajas, descenso de la productividad y abandono de empleos. Las consecuencias más habituales son: ansiedad, depresión, cefaleas, problemas de sueño, cambios en el peso corporal, náuseas, disfunciones gastrointestinales, disfunción sexual, miedos y disminución de la autoestima. Puede llegar a desencadenarse un trastorno de estrés postraumático.

3.5. Prevención del acoso

[MARCO LEGAL]

La Comisión Europea aprobó la Recomendación 92/131/CEE, de 27 de noviembre de 1991, con el objetivo de proteger la dignidad de la mujer y del hombre en el trabajo, animando a los países miembros a implementar medidas para aumentar la conciencia de que los comportamientos sexuales o basados en el sexo que afectan a la dignidad de las personas no pueden ser aceptables. Para prevenir este tipo de conductas, las empresas deben establecer un código de conducta, que debe incluir, además, el correspondiente procedimiento de quejas en caso de que se produzcan.

Si atendemos a la Ley Orgánica para la Igualdad efectiva de mujeres y hombres, esta establece que las empresas tienen la obligación de incentivar unas condiciones de trabajo que eviten el acoso sexual y el acoso por razón de sexo y definir procedimientos específicos con el fin de prevenir y arbitrar las posibles denuncias o reclamaciones que se formulen.

Estos protocolos pueden hacerse extensibles a todas las modalidades de acoso a través de la negociación colectiva.

Las normas de prevención deberían orientarse tanto al nivel individual como al grupal. Atendiendo a la organización habría que considerar aspectos como el clima organizacional, el estilo de dirección y el modo de organización del trabajo. A nivel individual el esfuerzo debería dirigirse a la enseñanza de habilidades para controlar el estrés y manejar el conflicto.

3.6. Intervención sobre el acoso

Una persona acosada podrá solicitar a la organización la adopción de medidas sobre la persona que acosa, tal como la solicitud del cese de la conducta, la exigencia de daños y perjuicios, la solicitud de movilidad o la petición de extinción del contrato de trabajo.

Siguiendo con los protocolos presentados anteriormente, si se corrobora que se ha producido acoso y violencia, se tomarán medidas apropiadas para con los autores. Estas medidas se podrán traducir en acciones disciplinarias que pueden llegar al despido. También deberá prestarse la asistencia y ayuda necesaria a la víctima. Así, si el procedimiento muestra la existencia de acoso, se iniciará un procedimiento disciplinario o sancionador contra la persona acosadora. Se intentará siempre llegar a un acuerdo entre las partes y, en caso de no producirse, la empresa tomará las medidas necesarias, atendiendo a su proporcionalidad y previa consulta de los representantes de los trabajadores.

Los protocolos de intervención en casos de acoso deben asegurar que se incluyan medidas preventivas en base a lo que hubiera ocurrido y que ha sido motivo de queja o denuncia.

El procedimiento debe llevarse a cabo con la discreción necesaria para asegurar que se mantiene intacta la dignidad de todas las partes implicadas. Además, no debe darse información del caso a ninguna persona que no se halle implicada en el procedimiento. Todas las denuncias deben tratarse con la máxima diligencia posible, sin demoras injustificadas, y todas las personas afectadas han de tener la oportunidad de ser escuchadas y han de recibir un trato justo. La denuncia en sí misma debe contener toda la información posible, incluyendo todos los detalles que puedan ser relevantes. Es importante que si se produce una denuncia falsa la persona que la emitió reciba una sanción disciplinaria.

4. Identificación de otros riesgos psicosociales

4.1. La adicción al trabajo

 En palabras de Oates, la adicción al trabajo o *workaholism* es la necesidad excesiva e incontrolable de trabajar incesantemente que afecta a la salud, a la felicidad y a las relaciones personales de la persona adicta. La persona que sufre este problema trabaja más de lo que exige su propio trabajo, hace un esfuerzo desmedido y desproporcionado que genera una disminución de su salud. Por tanto, entendemos este problema como un daño psicosocial que deriva de trabajar en exceso como consecuencia de un irrefrenable impulso por hacerlo.

Sufrir *workaholism* generará malestar y estrés en la persona que lo padece, pudiendo afectar tanto a su trabajo como a su vida personal. Se caracteriza por la irresistible necesidad de trabajar todo el tiempo y por la compulsión por trabajar. Habitualmente el problema no termina al finalizar la jornada laboral, sino que es habitual llevarse el trabajo a casa, trabajar en vacaciones o hacerlo estando enfermo. Esto es lo que se conoce como "presentismo".

La adicción al trabajo viene determinada por la interacción de factores sociales, personales y laborales:

A **nivel social**, encontramos que la sociedad actual da un valor muy positivo a trabajar de forma excesiva, considerando con una alta estima a aquellas personas que definen su identidad en base a una dedicación exagerada al trabajo. A este respecto, algunas de las causas que se pueden señalar son la presión laboral, la exagerada competitividad del mercado laboral y el desarrollo de las nuevas tecnologías, las cuales permiten que se dedique tiempo al trabajo en cualquier momento y desde cualquier lugar del mundo. El trabajador o trabajadora se sentirá casi siempre conectado a su trabajo.

En cuanto a las **características personales**, las personas adictas al trabajo consideran que el trabajo es lo más importante de sus vidas, por encima de la familia, las relaciones sociales o las actividades de ocio. Son personas muy enérgicas y competitivas, que tienden a compararse con los demás. Suelen dedicar más tiempo al trabajo de lo que se les pide, teniendo muy buenas tasas de rendimiento a corto plazo. Sin embargo, las expectativas que se fijan son excesivamente elevadas, marcándose objetivos inalcanzables que provocarán una sensación de fracaso a largo plazo al no poder cumplir con dichos objetivos. Esto también repercutirá sobre la autoestima de la persona. Su necesidad de control es también excesiva, siendo incapaces de delegar. Es habitual que aparezcan conflictos interpersonales debido a la incapacidad de delegar y trabajar en equipos como consecuencia de la superior importancia que se da al trabajo propio y la poca que se otorga al de los demás. Los problemas fuera del trabajo son normales, generando problemas familiares e insatisfacción con la vida fuera del trabajo.

Atendiendo a las **condiciones de trabajo**, la sobrecarga de tareas, la presión temporal excesiva y las fechas tope difícilmente asumibles pueden favorecer la aparición del problema. Si la persona adicta al trabajo trabaja siempre con urgencia y prisa, unas condiciones laborales que incentiven este estilo de trabajo ayudarán a generar el problema. La propia persona puede complicar su propio trabajo, haciéndolo más complejo o marcándose la realización de tareas que realmente no son necesarias.

4.2. El tecnoestrés

El tecnoestrés se define como una enfermedad de adaptación causada por la falta de habilidad para tratar con las nuevas tecnologías de manera saludable (Brod, 1984). Se trata pues de una afección que produciría consecuencias negativas para la salud y que es consecuencia del desequilibrio presente entre las exigencias que demandan las nuevas tecnologías y los recursos del sujeto para hacerles frente de manera efectiva.

Posteriormente se entiende el tecnoestrés como cualquier impacto negativo sobre las actitudes, los pensamientos o los comportamientos, causado directa o indirectamente por la tecnología (Well y Rosen, 1997). En este caso se tienen en cuenta todos los niveles a los que puede afectar el fenómeno, tales como el afectivo, el emocional, el cognitivo, el conductual o el fisiológico. La causa de todo ello sería la invasión de la tecnología en sus múltiples formas en la vida cotidiana de los sujetos.

Ya en 2003, Salanova define el tecnoestrés como un estado psicológico negativo relacionado con el uso de las tecnologías de la información y la comunicación (TICs) o la amenaza de su uso en un futuro. Según Salanova se produce como resultado del desajuste entre las demandas que exigen este tipo de dispositivos y los recursos de los que dispone la persona, provocando un alto nivel de activación psicofisiológica indeseado y generando rechazo hacia estas tecnologías. Los sentimientos vinculados serían la ansiedad, la fatiga mental, el escepticismo y las creencias en su ineficacia o, en el polo opuesto, un uso excesivo y compulsivo de las mismas.

Que produzca una experiencia psicosocial negativa es lo que convierte el tecnoestrés en un riesgo psicosocial.

Más recientemente, Wang, Shu y Tu hablan en 2008 del tecnoestrés como la inquietud, el miedo, la tensión y la ansiedad que aparece ante el aprendizaje y utilización de tecnologías relacionadas con el uso del ordenador de manera directa o indirecta y que provocan, en consecuencia, sentimientos de rechazo a nivel psicológico y emocional que dificultan que se continúe su aprendizaje en el futuro. El tecnoestrés puede llegar a provocar la evitación total del uso de cualquier dispositivo tecnológico.

Las consecuencias del tecnoestrés pueden ser el aumento del absentismo, la disminución de la productividad, el aumento de los accidentes de trabajo y el incremento de la rotación laboral.

Diversas leyes, acuerdos y normas tratan de regular las condiciones bajo las cuales debe desarrollarse el trabajo. Ponen el foco en la salud y seguridad de los trabajadores con el fin de evitarles los riesgos psicosociales que pudieran generarse. Es responsabilidad de la empresa velar por la salud y seguridad de su plantilla a todos los niveles. Del mismo modo, es responsabilidad de cada empleado y empleada velar por su propia seguridad y la de los demás en aquello que pudiera derivar de su propio trabajo.

Cuando no se atienden adecuadamente estas normas pueden surgir riesgos psicosociales en la organización, es decir, condiciones que ponen en peligro la integridad física o la salud psicológica o social de las personas que trabajan en ella.

Las consecuencias sobre las personas aparecerán a nivel cognitivo, como problemas de memoria o irritabilidad, a nivel fisiológico como problemas respiratorios o digestivos y a nivel conductual, como inquietud motora o evitación de los riesgos.

Las consecuencias sobre la organización provocan el aumento del absentismo laboral, de la rotación de personal, disminuyen el rendimiento y la productividad y afectan a las relaciones interpersonales.

Atendiendo a las características de la organización encontramos factores de riesgo psicosocial como la monotonía o la falta de comunicación. En cuanto al ambiente físico, el ruido o la falta de higiene pueden suponer un problema. Los problemas asociados a la organización del trabajo pueden derivarse de aspectos como la sobrecarga de tareas o la falta de autonomía. Con respecto al tiempo, supondrá un factor de riesgo la falta de descansos durante la jornada y los turnos que dificulten la conciliación. A nivel de las características personales de los trabajadores, aspectos como la discapacidad o la juventud pueden suponer un riesgo.

El acoso laboral engloba todos aquellos comportamientos que suceden repetidamente en el tiempo en el entorno laboral y que tienen como objetivo atentar contra la dignidad de la persona a la que se dirigen. Se generará un ambiente hostil e intimidatorio hacia la víctima, todo lo cual acabará por afectar a su trabajo y a su salud.

Encontramos diversos tipos de acoso: el acoso psicológico o moral implica la presencia de violencia o maltrato psicológico, el acoso sexual incluye las conductas o verbalizaciones de carácter sexual que tratan de socavar la dignidad de la víctima, y en el caso del acoso por razón de género, los comportamientos inadecuados se producen debido al sexo de la persona que los recibe.

El acoso laboral se produce a través de diversas fases, comenzando por conflictos puntuales y terminando, si no se resuelven, con el abandono del trabajo por parte de la víctima o la petición de un cambio de destino.

Para prevenir todo este tipo de comportamientos inaceptables, la organización debe diseñar e implementar protocolos de prevención que incluyan un código de conducta y una vía donde dirigir las quejas por su incumplimiento.

Si a pesar de la prevención se producen comportamientos de acoso, la empresa u organización deberá tomar medidas disciplinarias contra el acosador, así como prestar ayuda a la víctima.

Otros factores de riesgo psicosocial que debemos tener en cuenta son la adicción al trabajo y el tecnoestrés. La adicción al trabajo supone la necesidad excesiva e incontrolable de trabajar incesantemente, mientras que el tecnoestrés hace referencia a la ansiedad que produce el aprendizaje y utilización de nuevas tecnologías.

En todos los casos, todos los factores de riesgo psicosocial deberían preverse, prevenirse y, en caso de que aparezcan problemas asociados a los mismos, intervenir para mejorar las condiciones en las que se desarrolla el trabajo.

TEST DE UNIDADES DIDÁCTICAS

ENUNCIADOS

Unidad 1

1. **¿Cuáles son las fases planteadas por el modelo del Síndrome General de Adaptación?:**

   a) Fase de alarma, fase de agotamiento y fase de ansiedad.
   b) Fase de alerta, fase de habituación y fase de cansancio.
   c) Fase de alarma, fase de adaptación o resistencia y fase de agotamiento.
   d) Fase de alerta, fase de desesperación y fase de agotamiento.

2. **¿Qué entendemos por estrategia de afrontamiento?:**

   a) La planificación que lleva a cabo una empresa para controlar el nivel de estrés de sus trabajadores.
   b) Las herramientas que pone en marcha una persona para combatir el estrés provocado por una situación.
   c) La predisposición de la persona a luchar cuando se enfrenta a una situación de estrés.
   d) La capacidad de una persona para soportar situaciones de estrés.

3. **¿Qué diferencia la emoción de miedo de la de ansiedad?:**

   a) Las características de la amenaza.
   b) Las emociones que las desencadenan.
   c) La activación fisiológica que desencadena.
   d) El momento temporal de la amenaza.

4. **Los sentimientos de miedo y ansiedad que acontecen en ausencia de un estímulo amenazante, suponen:**

   a) Una falsa alarma.
   b) Hipersensibilidad a los estímulos percibidos como amenazantes.
   c) Una cognición disfuncional.
   d) Todas son correctas.

5. **¿A qué hace referencia el término arousal en relación con la respuesta de ansiedad?:**

   a) A los pensamientos asociados con la respuesta de ansiedad.
   b) A la aparición de sentimientos de preocupación y angustia.
   c) A la activación del sistema nervioso autónomo.
   d) A la inquietud motora que genera.

6. **La sobrecarga de estímulos del exterior es característica de:**

   a) La ansiedad.
   b) El miedo.
   c) La tristeza.
   d) El estrés.

7. **¿Cómo de frecuente es el estrés laboral?:**

   a) Mucho. Es una de las principales causas de problemas de salud en el trabajo.
   b) Es frecuente pero solo se da en algunas profesiones.
   c) Es poco habitual.
   d) Casi no tiene incidencia.

8. **El término "hipertermia inducida por el estrés" hace referencia a:**

   a) El aumento de la temperatura corporal ante una situación altamente estresante.
   b) El descenso de la temperatura corporal ante una situación altamente estresante.
   c) El estrés provocado por trabajar en un entorno excesivamente caluroso.
   d) Ninguna es correcta.

9. **¿Cuál es el objetivo del sudor en una situación de estrés?:**

   a) Facilitar la huida.
   b) Preparar los músculos para la acción.
   c) Evitar el sobrecalentamiento.
   d) Descenso de la tasa cardíaca.

10. **¿Por qué sentimos que nos ahogamos cuando sufrimos mucho estrés?:**

   a) Por la tensión muscular en los brazos.
   b) Por el aumento de la temperatura corporal.
   c) Por el descenso de la tasa cardíaca.
   d) Por el desequilibrio en los niveles de oxígeno y dióxido de carbono.

Unidad 2

1. **Si el trabajador siente que no es capaz de hacer frente a las exigencias, aparecerá:**

    a) Miedo.
    b) Estrés laboral.
    c) Ansiedad.
    d) Tristeza.

2. **Las relaciones con los compañeros de trabajo, ¿pueden influir en el desarrollo del estrés laboral?:**

    a) Sí.
    b) Solo si se trata de una relación amorosa.
    c) Solo si el trabajador evita las relaciones con los demás.
    d) No.

3. **Según la técnica de la matriz de Eisenhower, ¿qué tarea debería realizarse en primer lugar?:**

    a) Aquella que requiera menos tiempo.
    b) Aquella que requiera más tiempo.
    c) La que sea más urgente e importante.
    d) La que sea más urgente, independientemente de su importancia relativa.

4. **El enriquecimiento del puesto de trabajo supone:**

    a) Dotar al puesto de trabajo de flexibilidad horaria.
    b) Suministrar mejoras materiales a los trabajadores.
    c) Otorgar a los trabajadores el desempeño de un objetivo completo.
    d) Aumentar los sueldos de los trabajadores.

5. **¿Cómo debería ser nuestro ocio a lo largo de la semana?:**

    a) Debería limitarse a los fines de semana.
    b) Debería ser frecuente a lo largo de toda la semana.
    c) Debería ser el mínimo posible para dedicar nuestra energía al trabajo.
    d) Debería ocupar más tiempo que el que dedicamos al trabajo.

6. **¿Cómo se consigue aliviar el estrés con la técnica de relajación progresiva de Jacobson?:**

   a) Generando un estado incompatible con la ansiedad.
   b) Interpretando el estrés como algo positivo.
   c) Incidiendo sobre los elementos del trabajo que generan estrés.
   d) Todas son correctas.

7. **¿Cuál de las siguientes afirmaciones es incorrecta sobre el uso de dispositivos electrónicos?:**

   a) La parte más alta del monitor debe estar a la altura de los ojos.
   b) El teclado debe colocarse a unos diez centímetros del bode de la mesa.
   c) Debe mantenerse un brillo de pantalla constante.
   d) Debe apartarse la vista de la pantalla regularmente.

8. **¿Por qué una respiración inadecuada puede aumentar nuestro nivel de estrés?:**

   a) Porque aumenta los niveles de oxígeno en sangre.
   b) Porque provoca una tensión exagerada de la musculatura.
   c) Porque impide que llegue el oxígeno al cerebro.
   d) Porque hace que no llegue suficiente oxígeno al organismo.

9. **¿Cuál es el objetivo de la técnica de detención del pensamiento?:**

   a) Lograr una respiración natural profunda.
   b) Relajar los músculos que están en tensión debido al estrés.
   c) Mejorar nuestra capacidad de organización.
   d) Interrumpir los pensamientos negativos.

10. **¿Qué engloba la higiene laboral?:**

   a) Una serie de normas.
   b) Un listado de los productos de limpieza a utilizar.
   c) Un listado del personal de limpieza que trabaja en la organización.
   d) Una escala que mide el nivel de higiene del lugar.

Unidad 3

1. ¿Cuál de los siguientes comportamientos es un ejemplo de despersonalización?:

a) Tomar grandes cantidades de café para mantenerse activo.
b) Llegar tarde a trabajar de forma habitual.
c) Decirle a un paciente que su problema no es importante y que le está haciendo perder el tiempo.
d) Quejarse de su falta de ascenso laboral.

2. ¿Cuál de los siguientes elementos es más probable que actúe como fuente de estrés laboral?:

a) Un ruido muy intenso que aparece de forma habitual sin una frecuencia determinada.
b) Un ruido que aparece de forma previsible siempre en el mismo momento.
c) Un espacio con iluminación natural.
d) Un lugar de trabajo muy silencioso.

3. La ambigüedad de rol hace referencia a:

a) La existencia de expectativas contradictorias acerca de lo que se espera de un trabajador.
b) La información deficiente de la que dispone un trabajador acerca de sus propias tareas.
c) Las diferencias salariales asociadas al desempeño de cada empleado.
d) La variedad de tareas diferentes que puede llevar a cabo una misma persona.

4. ¿Qué clase de relación podría actuar contra el estrés laboral?:

a) Las relaciones formales obligatorias.
b) Las relaciones románticas con los usuarios.
c) Las relaciones informales con los compañeros de trabajo.
d) Las relaciones sociales de cualquier tipo siempre serán fuente de estrés.

5. ¿En qué fase del proceso de desarrollo del síndrome aparece el agotamiento emocional?:

a) Fase 1.
b) Fase 2.
c) Fase 3.
d) Fase 4.

6. **La sensación de que no se pueden atender las peticiones de ayuda de los clientes es un signo de:**

   a) Despersonalización.
   b) Falta de realización personal.
   c) Agotamiento emocional.
   d) Insatisfacción con el trabajo.

7. **Las altas tasas de absentismo derivadas del *burnout* son consecuencia de:**

   a) La despersonalización de los clientes.
   b) El agotamiento emocional y la insatisfacción laboral.
   c) La falta de control que se percibe sobre el trabajo.
   d) La rigidez del horario laboral.

8. **Indica cuál de los siguientes es uno de los principales factores de desarrollo del *burnout* en profesores:**

   a) La falta de desarrollo de carrera.
   b) La relación con los compañeros.
   c) El trato con los progenitores de sus alumnos.
   d) La ratio profesor-alumno.

9. **¿Cuál de las siguientes técnicas orientadas a la prevención del *burnout* sería conveniente entrenar en grupo?:**

   a) Manejo eficiente del tiempo
   b) Asertividad.
   c) Aumento de la competencia profesional.
   d) Distanciamiento mental del trabajo.

10. **¿Quién debe tomar medidas ante la constatación de que existe un caso de *burnout*?:**

    a) La persona que lo sufre.
    b) La organización en la que trabaja la persona que lo padece.
    c) El médico de cabecera.
    d) Son correctas a) y b).

Unidad 4

1. ¿Qué tipo de afección produce bajas laborales en promedio más duraderas?:

a) Las causadas por enfermedades comunes como la gripe.
b) Las causadas por estrés laboral.
c) Las causadas por cefaleas y migrañas.
d) Las causadas por problemas gastrointestinales.

2. ¿A qué hace referencia la expectativa de rol en un trabajo?:

a) A lo que espera una persona sobre cómo serán sus condiciones de trabajo.
b) A la perspectiva sobre promoción y ascensos que tiene un trabajador o trabajadora.
c) A lo que el resto de la organización espera de la persona que asume un puesto concreto.
d) A los sesgos de género asociados a un tipo de trabajo concreto.

3. Indica cuál de los siguientes es un factor de riesgo psicosocial:

a) Los descansos establecidos a lo largo de la jornada laboral.
b) La definición de plazos poco ajustados a la realidad.
c) La flexibilidad horaria.
d) Todas son correctas.

4. Las peculiaridades del trabajo capaces de aumentar la probabilidad de sufrir un daño se denominan:

a) Daño.
b) Factor de riesgo psicosocial.
c) Riesgo psicosocial.
d) Estrés.

5. Aquellos comportamientos de índole sexual dirigidos a menoscabar la dignidad de la persona que los recibe y a la creación de un entorno hostil se denominan:

a) Acoso por razón de sexo.
b) Acoso sexual.
c) Discriminación directa por razón de género.
d) Acoso psicológico.

6. **Indica cuál de las siguientes opciones puede ser debida a la exposición de factores psicosociales desfavorables:**

   a) Depresión.
   b) Problemas digestivos.
   c) Inquietud motora.
   d) Todas son correctas.

7. **¿Cuál de los siguientes es un factor de riesgo psicosocial?:**

   a) Reconocimiento de las tareas bien hechas.
   b) Precariedad del contrato laboral.
   c) Adecuación de las tareas a la formación del empleado.
   d) Todas son correctas.

8. **¿Cuál de las siguientes características podría estar presente en el perfil de un acosador?:**

   a) Ser mujer.
   b) Pertenecer a una minoría étnica.
   c) Sufrir *burnout*.
   d) Todas son correctas.

9. **Indica cuál de las siguientes es una consecuencia del acoso:**

   a) Aumento de la autoestima.
   b) Problemas de ansiedad.
   c) Disminución de las bajas laborales.
   d) Mejora del clima laboral.

10. **¿Qué medidas podrá instar la persona acosada hacia su acosador?:**

    a) Petición de cese de su conducta.
    b) Exigencia de daños y perjuicios.
    c) Aplicación de medidas disciplinarias.
    d) Todas son correctas.

TEST DE UNIDADES DIDÁCTICAS

SOLUCIONES

Unidad 1

1. **c)** *Fase de alarma, fase de adaptación o resistencia y fase de agotamiento.*

   El Síndrome General de Adaptación comienza con una fase de alarma o alerta en la que el organismo trata de enfrentar la demanda. Si se consigue dicha adaptación se producirá la fase de adaptación y, si no se consigue la recuperación del organismo, la de resistencia. Ante la falta de adaptación aparecerá la fase de agotamiento.

2. **b)** *Las herramientas que pone en marcha una persona para combatir el estrés provocado por una situación.*

   El afrontamiento, según Lazarus y Folkman, supone el conjunto de estrategias cognitivas y conductuales que el individuo pone en marcha para combatir las situaciones que sobrepasan sus recursos. Las estrategias de afrontamiento son las herramientas que despliega para conseguir este fin.

3. **d)** *El momento temporal de la amenaza.*

   Mientras que el miedo aparece como respuesta a una amenaza presente e inminente, la ansiedad aparece con anterioridad a la presencia de la amenaza.

4. **a)** *Una falsa alarma.*

   Según Barlow, las falsas alarmas suponen la ansiedad o pánico visibles que ocurren en ausencia de un estímulo amenazante y que suponen un criterio de valoración de la ansiedad como patológica.

5. **c)** *A la activación del sistema nervioso autónomo.*

   La activación o arousal del sistema nervioso autónomo supone la manifestación a nivel fisiológico de la ansiedad y es la responsable de la aparición de taquicardias, mareos o rubor, entre otros.

6. **d)** *El estrés.*

   El estrés se desencadena cuando las demandas del contexto están por encima de las capacidades del individuo para hacerles frente debido a una sobrecarga estimular.

7. **a)** *Mucho. Es una de las principales causas de problemas de salud en el trabajo.*

   El estrés es el segundo problema de salud más frecuente entre los trabajadores, solo por detrás de los trastornos musculoesqueléticos, y la segunda causa de baja laboral en la Unión Europea.

8. **a)** *El aumento de la temperatura corporal ante una situación altamente estresante.*

   Ante una situación de estrés el organismo se prepara para la acción y puede aumentar su temperatura por encima de los 37º, pudiendo llegar a alcanzar los 40º.

9. **c)** *Evitar el sobrecalentamiento.*

   La sudoración permite que el cuerpo se mantenga fresco y ventilado mediante la evaporación de ese sudor, lo que evita un posible sobrecalentamiento corporal.

10. **d)** *Por el desequilibrio en los niveles de oxígeno y dióxido de carbono.*

    Al respirar de forma rápida y agitada debido al estrés se produce un exceso de oxigenación en el organismo y un descenso de los niveles de dióxido de carbono.

Unidad 2

1. **b)** *Estrés laboral.*

   En base al Instituto Nacional de Seguridad y Salud en el Trabajo, el estrés laboral aparece como consecuencia de unas condiciones psicosociales adversas que provocan un desequilibrio entre las demandas exigidas a la persona y su capacidad para hacerles frente.

2. **a)** *Sí.*

   Cualquier tipo de relación interpersonal con el resto del personal influirá en el posible desarrollo de estrés laboral. El apoyo emocional, la percepción de justicia o injusticia por parte de los demás o la confianza que depositan en el trabajador modulan la respuesta al estrés.

3. **c)** *La que sea más urgente e importante.*

   Las tareas urgentes, es decir, aquellas que acontecen en este mismo momento y que a su vez sean importantes, esto es, que vayan en pro de los objetivos a largo plazo de la empresa, deberían solucionarse inmediatamente.

4. **c)** *Otorgar a los trabajadores el desempeño de un objetivo completo.*

   El trabajador pasa a hacerse cargo de la consecución de un objetivo completo, de manera que será él mismo quien tenga que especificar y acometer todos los pasos y tareas necesarios para cumplirlo, aumentando de estar manera el nivel de control sobre su trabajo.

5. **b)** *Debería ser frecuente a lo largo de toda la semana.*

   Si disponemos de momentos de ocio a lo largo de la semana el trabajo se afrontará con mayor energía y predisposición.

6. **a)** *Generando un estado incompatible con la ansiedad.*

   El estado de relajación muscular que se consigue con esta técnica no puede coexistir con un estado de tensión ni física ni emocional, tal como el estrés.

7. **c)** *Debe mantenerse un brillo de pantalla constante.*

   El cambio del brillo y del contraste de la imagen cada cierto tiempo puede prevenir la fatiga visual.

8. **d)** *Porque hace que no llegue suficiente oxígeno al organismo.*

   Si la cantidad de aire que llega a los pulmones es insuficiente, igualmente lo será la cantidad de oxígeno. Como consecuencia, las células de desecho en lugar de expulsarse del organismo, irrumpirán en la sangre.

9. *d)* *Interrumpir los pensamientos negativos.*

Mediante un estímulo externo se trata de interrumpir el hilo de pensamientos negativos que están provocando estrés con el fin de eliminarlos y, en su caso, sustituirlos por otros más relajantes.

10. **a)** *Una serie de normas.*

La higiene laboral supone los procedimientos encaminados a procurar la salud física y mental de los empleados.

Unidad 3

1. **c)** Decirle a un paciente que su problema no es importante y que le está haciendo perder el tiempo.

   La despersonalización implica la aparición de actitudes y comportamientos negativos hacia las personas que precisan la atención del trabajador.

2. **a)** Un ruido muy intenso que aparece de forma habitual sin una frecuencia determinada.

   El ruido es un factor ambiental que puede ser un desencadenante del burnout, especialmente si es intenso, incontrolable, impredecible o muy frecuente.

3. **b)** La información deficiente de la que dispone un trabajador acerca de sus propias tareas.

   La ambigüedad de rol tiene que ver con la falta de información de la que dispone una persona acerca del trabajo que debe desempeñar y supone un factor desencadenante de burnout.

4. **c)** Las relaciones informales con los compañeros de trabajo.

   El apoyo social del resto de personas de la organización ayudará a disminuir la tensión que provoca el trabajo y a aumentar la percepción de realización personal.

5. **c)** Fase 3.

   En la fase de frustración o depresión la fatiga previa se convierte en agotamiento, que se acompaña de sentimientos de tristeza y depresión y un resentimiento de la salud general.

6. **c)** Agotamiento emocional.

   El agotamiento emocional que surge como efecto del burnout provoca la percepción en el trabajador de que no va a ser capaz de implicarse más a nivel afectivo y por tanto que no dispone de la energía suficiente para hacer frente a los requerimientos de los demás.

7. **b)** El agotamiento emocional y la insatisfacción laboral.

   El agotamiento emocional sumado a la falta de satisfacción laboral propiciará altas tasas de absentismo que pueden incluir las faltas al trabajo de forma justificada o sin justificar o la dedicación del tiempo de trabajo a otras ocupaciones.

8. **d)** La ratio profesor-alumno.

   Las clases masificadas, con niños y niñas que requieren cada cual una atención diferente, que tienen conocimientos distintos y en muchos casos necesidades educativas especiales, favorecen el desarrollo del síndrome.

9. **b)** Asertividad.

El entrenamiento en grupo de la asertividad va a permitir simular los comportamientos problemáticos, así como recibir retroalimentación acerca de la propia conducta.

10. **d)** Son correctas a y b.

Si un trabajador o trabajadora sufre el síndrome de quemarse por el trabajo, es responsabilidad tanto de la persona como de la organización poner en marcha las medidas necesarias para su mejora.

Unidad 4

1. **b)** *Las causadas por estrés laboral.*

   Según datos de la Agencia Europea para la Seguridad y la Salud en el Trabajo, muchas de las bajas laborales se producen a consecuencia de los problemas derivados del estrés laboral. Además este tipo de bajas tienen, en promedio, una duración superior a las causadas por otras patologías.

2. **c)** *A lo que el resto de la organización espera de la persona que asume un puesto concreto.*

   Cuando se asume un puesto de trabajo este lleva asociado un rol, esto es, una expectativa por parte del resto de personas acerca de cómo debe actuar ese trabajador o trabajadora. De esta forma la organización despliega una serie de expectativas sobre lo que es adecuado hacer y no hacer en ese puesto.

3. **b)** *La definición de plazos poco ajustados a la realidad.*

   Entendemos por riesgos psicosociales todas aquellas características relacionadas con el trabajo que son susceptibles de afectar de forma negativa a los trabajadores o trabajadoras. Las opciones a y c serían factores deseables en el entorno laboral.

4. **b)** *Factor de riesgo psicosocial.*

   Los "factores de riesgo psicosocial" serían aquellas características del trabajo que son susceptibles de aumentar la probabilidad de sufrir un daño, y que estarán relacionadas con las condiciones ambientales, la organización, los métodos de trabajo, la forma de realización de las tareas o las relaciones interpersonales.

5. **b)** *Acoso sexual.*

   Se entiende por acoso sexual aquellos comportamientos verbales o físicos de carácter sexual que se ponen en marcha con el objetivo de atacar la dignidad de la otra persona, creando habitualmente un entorno intimidatorio, degradante u ofensivo.

6. **d)** *Todas son correctas.*

   Las consecuencias de la exposición a factores psicosociales desfavorables se revelarán a nivel cognitivo (como depresión), a nivel fisiológico (como los problemas digestivos) y a nivel conductual (como la inquietud motora).

7. **b)** *Precariedad del contrato laboral.*

   La falta de seguridad y la incertidumbre acerca de la continuidad en el puesto de trabajo a largo plazo provocará el incremento del estrés de los trabajadores.

8. **c)** *Sufrir burnout.*

   En el caso de los acosadores, algunos estudios muestran evidencias de que existe relación con el hecho de estar sufriendo burnout.

9. **b)** *Problemas de ansiedad.*

Todos los tipos de acoso van a ocasionar en la víctima problemas a nivel físico y psicológico, incluyendo problemas de ansiedad, depresión y pérdida de autoestima.

10. **d)** *Todas son correctas.*

Una persona acosada podrá solicitar a la organización la adopción de medidas sobre la persona que acosa, tal como la solicitud del cese de la conducta, la exigencia de daños y perjuicios, la solicitud de movilidad o la petición de aplicación de medidas disciplinarias que pueden llegar a la extinción del contrato de trabajo.

GLOSARIO

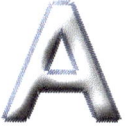

Absentismo

Ausencia de empleados en el lugar de trabajo.

Acoso laboral

Comportamiento hostil, intimidatorio o de abuso que se produce en el entorno laboral.

Acoso por razón de sexo

Acoso que se produce en función del sexo de la persona.

Acoso sexual

Acoso que se caracteriza por su naturaleza sexual.

Activación

Estado de alerta o excitación a nivel fisiológico y psicológico.

Adaptativo

Ajuste positivo y eficaz a las situaciones y al contexto.

Afrontamiento

Actuaciones y pensamientos dirigidos a enfrentar una demanda.

Ambiente

Entorno físico, social y emocional en el que se encuentra el sujeto.

Ansiedad

Respuesta de preocupación, miedo y nerviosismo.

Aprensión

Inquietud o preocupación acerca de sucesos que aún no han ocurrido.

Arousal

Nivel de activación fisiológica y cognitiva en respuesta a un estímulo.

Asertividad

Expresión directa y respetuosa de las propias opiniones.

Atención

Concentración mental en las tareas que se están realizando.

Autocrático

Estilo de mando en el que el líder toma las decisiones sin consultar al resto.

Autoestima

Valoración subjetiva sobre uno mismo y la percepción que se tiene sobre su propia persona.

Autonomía

Capacidad de tomar decisiones y actuar de forma independiente.

Aversión

Sentimiento de rechazo o disgusto hacia alguien o algo.

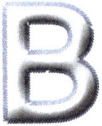

Burnout

Agotamiento físico y emocional consecuencia del estrés prolongado producido en un contexto laboral.

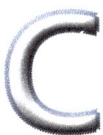

Capacidad

Habilidad o competencia para llevar a cabo una tarea.

Carga mental

Demanda psicológica y cognitiva que supone una labor.

Clima organizacional

Percepción colectiva de la cultura, valores y actitudes de una organización.

Cognición

Capacidad para procesar la información a partir de la percepción y la experiencia; proceso mental que incluye el conocimiento, la percepción, la memoria y el pensamiento.

Compulsión

Comportamiento repetitivo o acto mental que una persona realiza como respuesta a su ansiedad.

Comunicación

Intercambio de información verbal y no verbal.

Conciliación

Equilibrio entre las responsabilidades laborales y personales.

Conducta

Manifestación observable de acciones o respuestas.

Contexto

Entorno o conjunto de circunstancias que rodean al sujeto.

Control

Percepción de dominio sobre el entorno y las propias acciones.

Cuestionario

Instrumento estructurado para recopilar información relevante sobre sínto-mas, pensamientos o comportamientos.

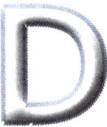

Demanda

Requisitos o encomiendas que requieren un esfuerzo para acometerse.

Depresión

Trastorno del estado de ánimo caracterizado por la tristeza y la desesperanza.

Despersonalización

Actitud distante hacia el resto de personas.

Destreza

Habilidad o capacidad para desarrollar tareas o habilidades específicas.

Dignidad

Respeto y valoración de la integridad y los derechos humanos de los demás.

Discriminación

Trato injusto o desigual hacia un individuo o grupo de personas.

Disonancia

Conflicto interno producido por la diferencia entre los valores de la persona y lo que se le exige desde fuera.

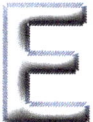

Emoción

Respuesta subjetiva y afectiva.

Entorno

Ambiente físico y social que rodea a un individuo.

Escape

Respuesta comportamental que implica la evasión ante una situación o estímulo temido.

Estrés

Respuesta física y emocional ante situaciones que se perciben como una amenaza.

Evitación

Comportamientos dirigidos a soslayar las situaciones o estímulos temidos.

Expectativa

Anticipación o predicción de resultados o comportamientos futuros.

Experiencia

Percepción subjetiva y conocimiento sobre algo adquirido al realizarlo, vivirlo o sentirlo.

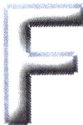

Filogénesis

Desarrollo evolutivo de una especie.

Fisiológico

Relacionado con las funciones y procesos biológicos del organismo.

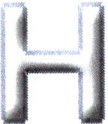

Habilidad

Capacidad para realizar una tarea específica.

Hábito

Patrón de comportamiento adquirido y repetido en el tiempo.

Hándicap

Limitación de la capacidad para la realización de determinadas tareas.

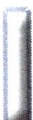

Incertidumbre

Falta de claridad o predictibilidad sobre eventos o resultados futuros.

Incidencia

Número de nuevos casos que aparecen en un período de tiempo.

Ítem

En un cuestionario, cada pregunta o afirmación de evaluación.

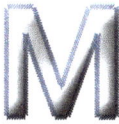

Mobbing

Acoso laboral persistente y sistemático.

Monotonía

Sensación de aburrimiento o falta de variedad en las tareas laborales.

Motivación

Fuerza interna que nos impele a alcanzar metas.

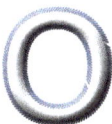

Organización

Grupo formal de individuos que trabajan juntos.

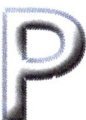

Percepción

Interpretación individual de los estímulos y situaciones a las que está expuesta la persona.

Personalidad

Conjunto único de características psicológicas y conductuales de una persona.

Precariedad

Situación laboral caracterizada por la inestabilidad, la falta de seguridad laboral y las condiciones de empleo insatisfactorias.

Preocupación

Estado mental de inquietud o ansiedad.

Presentismo

Práctica de asistir al trabajo o trabajar aun cuando se está enfermo, incapacitado o fuera del horario laboral.

Procrastinación

Tendencia a posponer tareas.

Productividad

Eficiencia y rendimiento de los empleados en la realización del trabajo.

Promoción

Proceso de avance o ascenso dentro de una organización.

Psicosocial

Relativo a los aspectos mentales y sociales del trabajo.

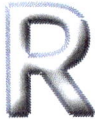

Ratio

Relación entre dos cantidades o medidas.

Recursos humanos

Conjunto de empleados y empleadas que forma parte de una organización.

Refuerzo

Estímulo o consecuencia que aumenta la probabilidad de que un comportamiento se repita en el futuro.

Relajación

Estado de baja tensión física y mental.

Responsabilidad

Capacidad para tomar decisiones y asumir el control de las propias acciones y los resultados del trabajo.

Retroalimentación / Feedback

Información acerca de la ejecución de una acción, proceso o comportamiento del sujeto.

Riesgo

Probabilidad de ocurrencia de eventos negativos.

Rol

Comportamientos y funciones asociadas o esperadas en una persona.

Role-playing o juego de roles

Técnica en la que las personas representan determinados roles con el fin de experimentar distintas situaciones.

Rumiar

Reiterar pensamientos negativos de forma persistente.

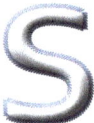

Salario

Compensación económica acordada para un trabajo determinado.

Salud

Estado físico, mental y emocional óptimo.

Seguridad

Medidas y condiciones orientadas a la protección de la salud, la integridad física y el bienestar.

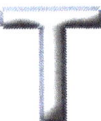

Tecnoestrés

Estrés causado por el uso excesivo de la tecnología.

Tensión

Estado de presión o estrés físico y emocional.

Trabajo

Actividad realizada con el objetivo de producir bienes o servicios.

Trasponer

Adoptar y convertir en ley las directivas o regulaciones establecidas por un organismo internacional en el ámbito nacional.

BIBLIOGRAFÍA

WEBGRAFÍA

Bibliografía

- Losyk, Bob. *¡No te quemes! Cómo vencer el estrés y avanzar en el trabajo.* Empresa activa, 2005.

- González Martínez, Mª Teresa. *Aproximación al concepto de ansiedad en Psicología: su carácter complejo y multidimensional.* Facultad de Educación. Universidad de Salamanca, 1993.

- Regueiro, Ana María. *Conceptos básicos: ¿que es el estrés y cómo nos afecta?* Servicio de atención psicológica de la Universidad de Málaga.

- Gil-Monte, Pedro, Peiró, José María. *Desgaste psíquico en el trabajo: el síndrome de quemarse.* Síntesis Psicología, 2009.

- De Ansorena Cao, Álvaro, Cobo Reinoso, Javier, Romero Cagigal, Ignacio. *El constructo ansiedad en Psicología: una revisión.* Estudios de Psicología, nº16, 1983.

- Gil-Monte, Pedro R. *El síndrome de quemarse por el trabajo (Burnout). Una enfermedad laboral en la sociedad del bienestar.* Psicología Pirámide.

- Torrades, Sandra. *Estrés y burnout. Definición y prevención.* Offarm. Vol 26 Num 10, Noviembre 2007.

- Lázaro Pérez, Luis. *Guía de actuación para la prevención asociada a riesgos laborales.* Coordinador del programa regional de cuidados paliativos de Extremadura. Gobierno de Extremadura.

- Iniesta, Antonio (Dr.) *Guía sobre el manejo del estrés desde Medicina del Trabajo.* Sans Growing Brands. Barcelona, 2016.

- Vallejo Ruiloba, Julio. *Introducción a la psicopatología y a la psiquiatría.* Elsevier Masson, 2015.

- *La adicción al trabajo.* Instituto Nacional de Seguridad e higiene en el trabajo. Notas técnicas de prevención 759.

- Collantes, María Pilar, Marcos, Juan Ignacio. *La salud mental de los trabajadores.* La Ley, grupo Wolters Kluwer, 2012.

- *Manual de prevención y técnicas de afrontamiento del estrés laboral.* Junta de Castilla y León.

- Belloch, Amparo, Sandín, Bonifacio, ramos, Francisco. *Manual de Psicopatología.* McGraw Hill, 2020.

- Ruiz, Mª Ángeles, Díaz, Marta Isabel, Villalobos, Arabella. *Manual de técnicas de intervención cognitivo-conductuales.* Desclée de Brouwer. UNED, 2017.

- Caballo, Vicente E. *Manual de técnicas de terapia y modificación de conducta.* (1998).

- Velasco Portero, Mª Teresa. *Mobbing, acoso laboral y acoso por razón de sexo. Guía para la empresa y las personas trabajadoras.* 2010.

- Nogareda Cuixart, Silvia. *NTP 355: Fisiología del estrés.* Centro Nacional de Condiciones de Trabajo. Instituto Nacional de Seguridad e higiene en el trabajo.

- Vega Martínez, Sofía. *NTP 604: Riesgo psicosocial: el modelo demanda-control-apoyo social (II).* Centro Nacional de Condiciones de Trabajo. Instituto Nacional de Seguridad e higiene en el trabajo.

- *NTP 702: El proceso de evaluación de los factores psicosociales.* Instituto Nacional de Seguridad y Salud en el Trabajo.

- Saldaña García, Juan. Proyecto Aula. *Prevención de riesgos psicosociales. El estrés laboral (causa, proceso y consecuencias).* Colegio Oficial de Psicología de Madrid.

- Moreno Concejo, Elisa. Proyecto Aula. *Prevención de riesgos psicosociales. Evaluación del estrés.* Colegio Oficial de Psicología de Madrid.

- Ramírez Romero, Fátima. Proyecto Aula. *Prevención de riesgos psicosociales. Gestión del estrés.* Colegio Oficial de Psicología de Madrid.

- Sánchez Lozano, Elisa. Proyecto Aula. *Prevención de riesgos psicosociales. Intervención sobre el estrés laboral: medidas preventivas.* Colegio Oficial de Psicología de Madrid.

- Labrador Encinas, Francisco Javier. *Técnicas de modificación de conducta.* Psicología Pirámides, 2011.

- Olivares Rodríguez, José, Méndez Carrillo, Francisco Xavier. *Técnicas de modificación de conducta.* Biblioteca nueva, 2014.

Webgrafía

- http://estadisticando.blogspot.com/2016/04/escala-maslach-burnout-inventory-mbi.html

- https://blog.wearedrew.co/productividad/5-tecnicas-de-gestion-del-tiempo-para-aumentar-la-productividad

- https://blogpsicologia.copmadrid.org/

- https://farmalastic.cinfa.com/blog/tension-muscular-por-estres-sintomas

- https://fiorp.org/la-fundacion/quienes-somos/

- https://madridsalud.es/el-estres-laboral-y-su-prevencion/

- https://mejorconsalud.as.com/dolor-y-tension-muscular-por-estres/

- https://psicologiaymente.com/

- https://secardiologia.es/

- https://www.juntadeandalucia.es/organismos/iaprl/servicios/actualidad/noticias/detalle/439063.html

- https://www.mentesabiertaspsicologia.com/

- https://www.quironsalud.com/blogs

- https://www.who.int/es